S. Schaffert   K. von Werder

Akromegalie · Vom Symptom zu Diagnose und Therapie

Springer

*Berlin
Heidelberg
New York
Barcelona
Hongkong
London
Mailand
Paris
Singapur
Tokio*

S. Schaffert   K. von Werder

Akromegalie –
Vom Symptom zu Diagnose und Therapie

Eine klinische Monographie mit Patientenberichten

Mit 38 Abbildungen und 14 Tabellen

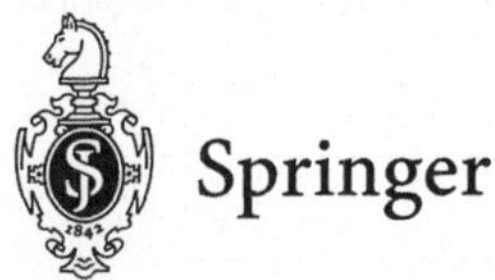 Springer

Dr. Susanne Schaffert
Novartis Pharma AG
Business Unit Oncology
Global Marketing
P.O. Box
4002 Basel
Schweiz

Professor Dr. Klaus von Werder, FRCP
Schloßpark-Klinik
Abtl. Innere Medizin
Heubnerweg 2
14059 Berlin
Deutschland

ISBN-13:978-3-540-41462-9   Springer-Verlag Berlin Heidelberg New York

Die Deutsche Bibliothek-CIP-Einheitsaufnahme

Akromegalie – vom Symptom zu Diagnose und Therapie: eine klinische Monographie mit
Patientenberichten: Susanne Schaffert ; Klaus von Werder. – Berlin ; Heidelberg ; New York ;
Barcelona ; Hongkong ; London ; Mailand ; Paris ; Singapur ; Tokio : Springer, 2001
   ISBN-13:978-3-540-41462-9   e-ISBN-13:978-3-642-59470-0
   DOI: 10.1007/978-3-642-59470-0

Springer-Verlag ist ein Unternehmen der BertelsmannSpringer Science+
Business Media GmbH
http://www.springer.de
© Springer-Verlag Berlin Heidelberg 2001

Satz: Cicero Lasersatz, Dinkelscherben
Einbandherstellung: design & production, Heidelberg

Gedruckt auf säurefreiem Papier   SPIN: 10787971   18/3130   5 4 3 2 1 0

Inhaltsverzeichnis

Autoren

Dr. Susanne Schaffert
Novartis Pharma AG
Busyness Unit Oncology
Global Marketing
Postfach, CH-4002 Basel

Prof. Dr. Klaus von Werder, FRCP
Schloßpark-Klinik
Abteilung Innere Medizin
Heubnerweg 2, 14059 Berlin

Mit zwei Kasuistiken von

Dr. D.K. Lüdecke
Universitätskrankenhaus Eppendorf
Abt. für Neurochirurgie
Neuroendokrinologisches Labor
Martinistr. 52, 20246 Hamburg

Vorwort

Bei dem Titel des Buches »Akromegalie – vom Symptom zu Diagnose und Therapie« wird sich mancher geneigte Leser fragen, ob es sich wirklich lohnt, ein ganzes Buch einer so seltenen Krankheit zu widmen.

Im deutschsprachigen Raum gibt es zahlreiche Bücher zum Thema Endokrinologie, Stoffwechselerkrankungen oder Innere Medizin, die auch das Krankheitsbild Akromegalie in einem Kapitel abhandeln. Schwerpunkte sind dabei immer Diagnose und Therapie, Zielgruppe sind meist die Fachärzte, die sich vornehmlich mit dem Thema beschäftigen. Mehr Aufwand sollte man für so eine seltene Erkrankung auch nicht betreiben, werden vielleicht manche denken. Solche Patienten müssen vom Spezialisten behandelt werden und der liest die entsprechende Literatur.

Das mag so auch stimmen. Aber im Kontakt mit Betroffenen wird sehr schnell klar, dass das Problem meist nicht die Betreuung beim Spezialisten ist. Der Weg zur richtigen Diagnose und damit zum besagten Spezialisten ist das Nadelöhr. Denn wer stellt die Diagnose?

Meist doch der betreuende Hausarzt oder sein Vertreter, der erstmals mit den dem Hausarzt schon vertrauten Stigmata der Akromegalie konfrontiert wird, oder ein Facharzt, der sich mit einer der vielen Begleiterscheinungen der Akromegalie auseinandersetzt, z.B. der Zahnarzt, der Augenarzt, der Gynäkologe etc. Und diese Ärzte sind üblicherweise nicht Zielgruppe für die oben genannte Literatur zu endokrinologischen Themenstellungen. Wenn man Betroffene näher zu ihrer Krankheitsgeschichte befragt, wird einem schnell klar, dass fast jeder Akromegaliepatient eine längere Leidensgeschichte hinter sich hat, bis letztendlich ein wachstumshormonsezernierendes Hypophysenadenom als Ursache für seine Beschwerden diagnostiziert wird. Wir fanden diese Geschichten so lehrreich, anschaulich, teilweise sogar spannend und amüsant erzählt, dass daraus die Idee entstand, einige der Geschichten in einem Buch zu veröffentlichen.

Dieses Buch richtet sich deswegen nicht primär an die Spezialisten, sondern vor allem auch an Ärzte, die vielleicht nur einen oder zwei Patienten mit Akromegalie in ihrer Praxis sehen oder bereits einen Patienten betreuen, dessen für die Akromegalie typischen Symptome bisher nicht an ein Hypophysenadenom denken ließen.

So bringt dieses Buch nicht nur eine umfassende Übersicht über die Geschichte und Pathophysiologie der Akromegalie, ein Update über die etablierten Diagnostikmethoden sowie eine objektive Diskussion aller aktuellen Behandlungsmöglichkeiten, sondern veröffentlicht erstmals eine Reihe von beispielhaften Patienteninterviews. Die Patienteninterviews wurden mit Hilfe eines standardisierten Fragebogens erstellt. In fast allen Fällen waren die Patienten zu einem Interview bereit, das mitgeschnitten und später mit Zustimmung der Patienten zu Papier gebracht wurde. Zwei Patienten beantworteten den Fragebogen schriftlich.

Wir würden uns wünschen, mit diesem Buch bei allen, die sich zum ersten Mal intensiver mit der Akromegalie auseinandersetzen, einen Funken unserer Begeisterung und unseres Engagements für die Thematik überspringen zu lassen. Und den Spezialisten wünschen wir ein paar vergnügliche Stunden beim Lesen der Patientenberichte.

Unser Dank gilt Herrn Dr. Lüdecke für die Bereitstellung zweier Kasuistiken aus Sicht des Neurochirurgen. Unser besonderer Dank gilt aber vor allem den Patienten für ihre Bereitschaft, ihre persönliche Krankengeschichte in diesem Buch zu veröffentlichen.

Wenn dieses Buch dazu beiträgt, für die Krankheit Akromegalie zu sensibilisieren und dadurch einigen Patienten zu einer schnelleren, kompetenten Diagnose verhilft, hat sich unsere Arbeit bereits gelohnt.

Basel/Berlin,   Susanne Schaffert
im Frühjahr 2001   Klaus von Werder

KAPITEL 1

Geschichte und Zeitgeschichte der Akromegalie   1

Schon in ihrer frühesten Geschichte hat sich die Menschheit für Riesen interessiert. Die Märchen und Mythen nahezu aller Kulturen berichten über Zwerge und Riesen, wobei letztere oft das Böse verkörperten und in der Regel von ihren kleiner gewachsenen Gegnern besiegt wurden. So ist die Geschichte von David und Goliath im Alten Testament jedermann bekannt.

Die Geschichte der alten Ägypter lässt sich aufgrund zahlreicher Reliefs und Inschriften an Tempeln und Palästen rekonstruieren. Der revolutionäre Pharao Amenophis IV., der als Echnaton in die Geschichte eingegangen ist, weist eindeutig akromegale Züge auf mit ausladendem Kinn, dicken Lippen und einer großen Nase (Abb. 1.1). Darüber hinaus zeigt er auch hypogonade Züge, die auf eine sich allerdings erst später entwickelnde HVL-Insuffizienz hinweisen könnten, da er offensichtlich mit seiner Gemahlin Nofretete einige Kinder gezeugt hatte, wie die zahlreichen Reliefs der Familie Echnatons zeigen.

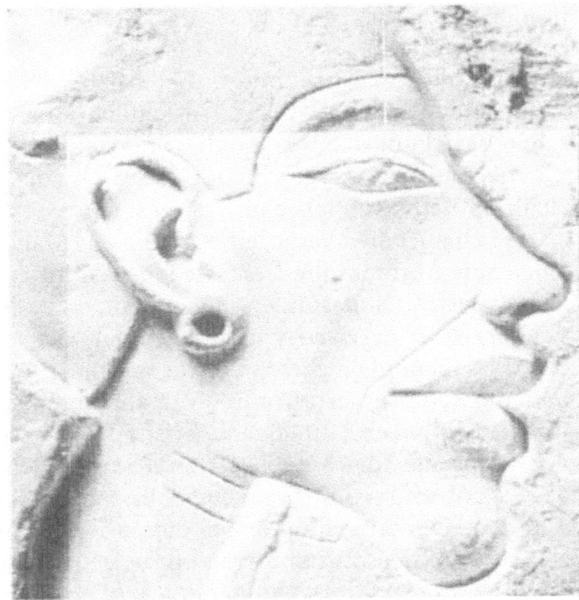

Abb. 1.1. Pharao Amenophis IV (1375 v. Chr. – 1336 v. Chr.), der als Echnaton in die Geschichte eingegangen ist, weist eindeutig akromegale Züge auf

Im Jahr 77 n. Chr. berichtet der römische Naturwissenschaftler Plinius der Zweite über einen Araber mit dem Namen Gabara, der 9 Fuß hoch gewesen sei und zur Zeit des Kaisers Claudius gelebt habe. Plinius berichtet auch über zwei weitere Riesen, Pusio und Secundilla, die zur Zeit des Kaisers Augustus gelebt hätten.

Der römische Soldatenkaiser Maximinus Thrax (235–238) soll 8 Fuß hoch gewesen sein und den Armreif seiner Frau als Ring um seinen Daumen getragen haben. Diese Beschreibung wäre mit einer Akromegalie des Kaisers vereinbar. Allerdings zeigt die Büste, die in der Ny Carlsberg Glyptothek in Kopenhagen zu sehen ist, keine akromegalen Züge. Auch weist der Bericht, dass der Kaiser so kräftig gewesen sein soll, dass er einen Wagen ziehen konnte, den zwei Ochsen nicht vorwärts bewegen konnten, nicht unbedingt auf eine akromegale Myopathie hin.

Es wird auch spekuliert, dass Goliath ein Gigant mit einem suprasellär extendierenden Hypophysentumor gewesen sei. Die bitemporale Hemianopsie aufgrund des Chiasmasyndroms soll es angeblich David ermöglicht haben, Goliath aus seinem toten Winkel anzugreifen – eine charmante Spekulation in Anbetracht der etwas dubiosen Informationslage.

Die Faszination, die riesige Menschen, sogenannte Giganten, ausüben, reicht bis in die Jetztzeit. Das Bild des in zahlreichen James-Bond-Filmen auftretenden »Beißers« entspricht einem solchen Giganten mit akromegalen Zügen, also einem Patienten, der kurz vor Epiphysenschluss einen Wachstumshormonexzess entwickelt hat (Abb. 1.2).

Galen (129–201) nahm an, dass die Hypophyse der Reinigung des Gehirns über Ausscheidung des so genannten Phlegma diente. Diese Vorstellung hatte noch bis ins 16. Jahrhundert hinein Bestand, in dem Vesalius immer noch die Hypophyse als »Glandula pituitaria cerebri excipiens« bezeichnet hatte.

Ende des 18. Jahrhunderts beschrieb Nicolas Saucerotte (1741–1812) in Paris einen Patienten, der offensichtlich eine Akromegalie hatte, wobei er schon Beziehungen zur Hypophyse herstellte.

Die Entwicklungsgeschichte dieses Organs wurde erstmals von Martin Heinrich Rathke im Jahre 1838 dargestellt.

1864 hat Andrea Verga, ein Anatom aus Mailand, einen verstorbenen Patienten mit Akromegalie beschrieben, den zu sezieren er Gelegenheit hatte. Dieser Bericht ist besonders interessant, da er eine detaillierte Beschreibung der Vergrößerung der Hypophyse enthält, die sowohl nach unten gewachsen das Os sphenoidale zerstört hatte und nach oben gewachsen das Chiasma opticum komprimierte. Andrea Verga nannte die Erkrankung Prosopectasia.

Die Schweizer Pathologen Christian F. Fritzsche aus Glarus und Theodor A.E. Klebs aus Zürich publizierten 1884 eine Schrift »Beiträge zur Pathologie des Gigantismus«, in der sie ebenfalls auf die Vergrößerung der Sella turcica und den Hypophysentumor bei diesen Patienten hinweisen, allerdings noch keinen kausalen Zusammenhang zwischen beiden herstellen. Auch Karl

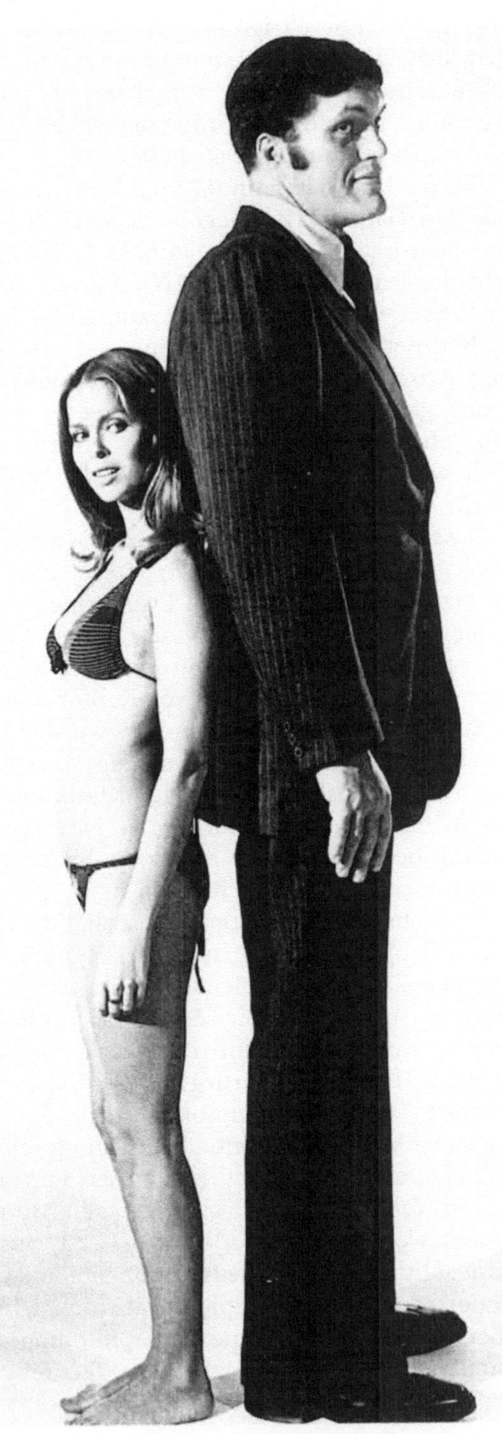

Abb. 1.2. Der »Beißer« aus dem
Film »James Bond –
Der Spion, der mich liebte«.
(Quelle: CINETEX Bildarchiv,
Frankfurt; ©1977,
United Artists Corporation)

Lange in Wien beschrieb 1872 die Vergrößerung der Sella turcica bei einigen hochwüchsigen Patienten mit akromegalen Zügen, d. h. riesigem Unterkiefer, dicken Lippen und einer vergrößerten, vergröberten Nase. Diese Mitleid erregenden Individuen wurden damals im Theater oder Zirkus bis zum Ende des vorigen Jahrhunderts ausgestellt.

Pierre Marie hat dann 1886 das klinische Bild der Erkrankung, der er erstmals den Namen Akromegalie gegeben hat, beschrieben. Allerdings waren ihm die vorausgegangenen Publikationen nicht bekannt, und er hat auch nicht die Vergrößerung der Hypophyse speziell erwähnt. So war es Oskar Minkowski ein Jahr später, der zum ersten Mal in seinem Fallbericht, der in der Berliner Klinischen Wochenschrift abgedruckt wurde, den Zusammenhang zwischen Vergrößerung der Hypophyse und dem Krankheitsbild der Akromegalie darlegte. Die Abbildung 1.3 ist 12 Jahre älter und stammt aus dem Jahre 1899. Sie zeigt den berühmten Berliner Pathologen Rudolf Virchow, der den 2,26 m großen Riesen Wilkins seinen Mitarbeitern in der Charité vorstellt.

Dass die Akromegalie durch eine Mehrsekretion von Wachstumshormon hervorgerufen wird, das im Hypophysenvorderlappen gebildet wird, wurde erst klar, nachdem Long und Evans einen wachstumsstimulierenden Faktor in der Hypophyse nachgewiesen hatten (1921). Die primäre Struktur des Wachstumshormons wurde in den 50er-Jahren von C.H. Li im Hormonforschungslabor der Universität von Kalifornien in Berkely aufgeklärt.

Zu Beginn des 20. Jahrhunderts wurde klar, dass Gigantismus und Akromegalie Folge eines Hypophysentumors sind, der Wachstumshormon vermehrt bildet. Ausführlich wurden Klinik und Pathophysiologie der Akromegalie in einer Arbeit des berühmten amerikanischen Neurochirurgen Harvey Cushing beschrieben, die er 1927 publizierte und die in ihren Grundzügen immer noch ihre Gültigkeit hat.

Versuche, die Akromegalie zu behandeln, wurden schon früher durchgeführt. Die operative Entfernung des Hypophysentumors war aufgrund seiner zentralen Lage an der Schädelbasis sehr schwierig. Die erste erfolgreiche Operation eines Hypophysentumors wurde deshalb 1906 durch Hermann Schloffer in Innsbruck auf transnasalem Wege durchgeführt. Diesen Zugang hat Oscar Hirsch, ein Chirurg aus Wien, später perfektioniert. Harvey Cushing operierte Hypophysentumoren auch initial transnasal-transsphenoidal. Wegen zahlreicher Probleme hat Cushing selbst diesen Zugang verlassen und die Patienten mit Hypophysentumoren auf transkraniellem Wege operiert.

Erst 1967 hat Guiot in Paris den transsphenoidalen Zugang wieder benutzt, wobei die Methode von J. Hardy aus Montreal weiter perfektioniert wurde. Mittlerweile ist die transsphenoidale Operation die Methode der Wahl bei der operativen Therapie der Akromegalie geworden, v. a. nachdem bildgebende Verfahren, wie die Kernspintomographie, das hochauflösende Operationsmikroskop und begleitende Techniken, wie Sonographie und Endoskopie, eingeführt wurden.

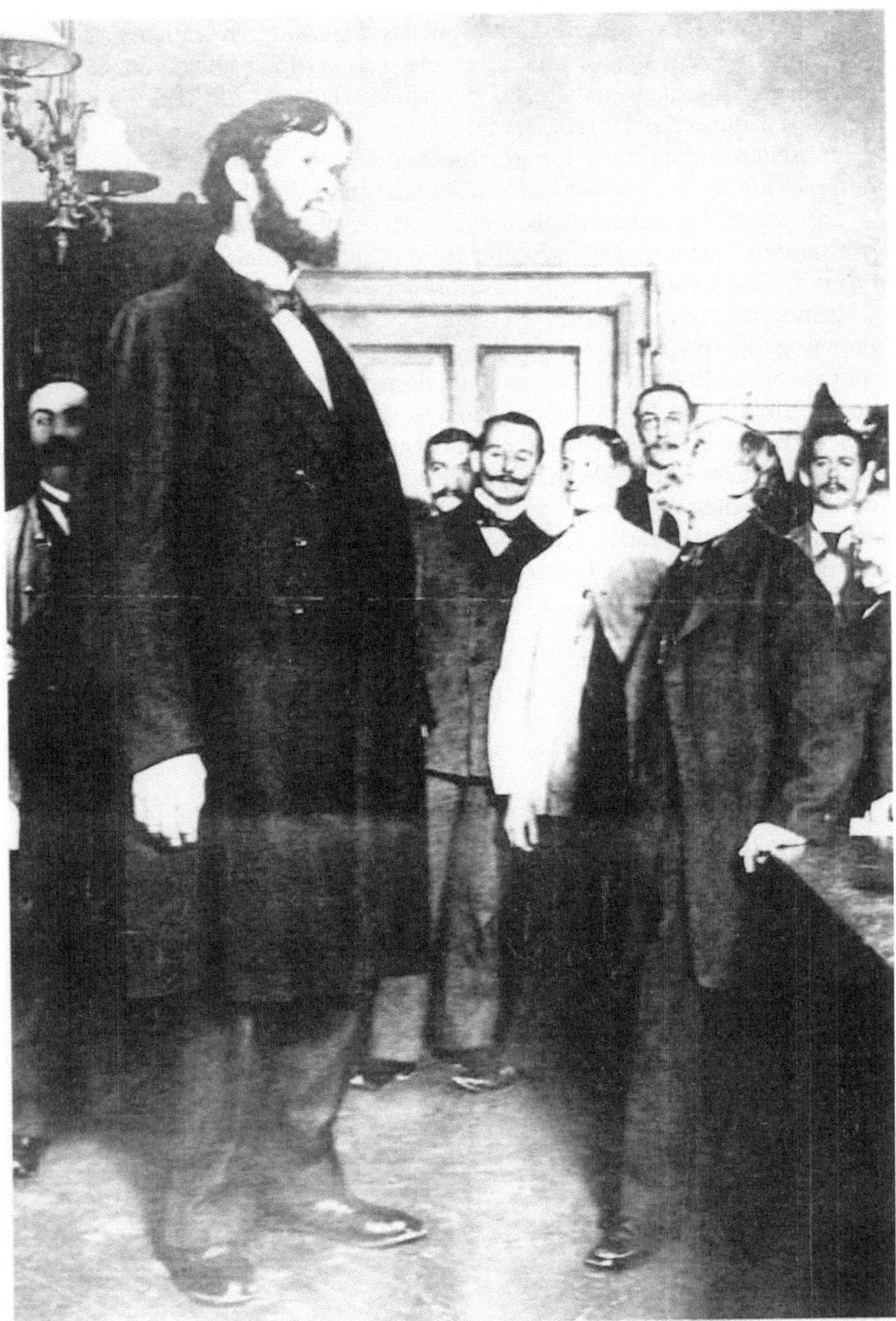

Abb. 1.3. Rudolf Virchow bestaunt den 24-jährigen Riesen Lewis Wilkins, den er den Mitgliedern der Berliner Anthropologischen Gesellschaft vorstellte (Verhandl. der Berlin. Anthropol. Ges. 32: 78 (1900); Medizinhistorisches Museum, Charité Berlin)

Eine weitere Therapiemodalität entstand parallel zur chirurgischen Behandlung in Form der Strahlentherapie, die erstmals 1909 von Gramegna und Beclere durchgeführt wurde. 1979 wurde die erste große Serie von Eastman und Mitarbeitern publiziert.

Zwischenzeitlich sind weitere Methoden, wie die fokussierte Strahlentherapie mit der Linak-Technik und die Gammaknifetechnik eingeführt.

Lange Zeit war keine medikamentöse Therapie der Akromegalie bekannt. 1972 fanden Liuzzi und Mitarbeiter in Mailand erstmals, dass Dopaminagonisten die Wachstumshormonsekretion bei Akromegalen in paradoxer Weise supprimieren konnten. Noch wichtiger war die Erkenntnis, dass Somatostatinanaloga in entsprechender galenischer Präparation langfristig die Wachstumshormonsekretion akromegaler Patienten unterdrücken konnten. So hat die Einführung der Dopaminagonisten und noch mehr der Somatostatinanaloga erstmals eine effektive medikamentöse Therapie dieser Erkrankung ermöglicht. Die Pharmakotherapie der Akromegalie ist kürzlich durch die Einführung der Wachstumshormonantagonisten, einer ganz neuen Stoffklasse, bereichert worden. Diese vielversprechende Therapieform befindet sich derzeit in klinischer Erprobung.

KAPITEL 2

Physiologie des Wachstumshormons 2

2.1
Regulation der Wachstumshormonsekretion

2.1.1
Neurotransmitterkontrolle

Noradrenerge und dopaminerge Einflüsse stimulieren die Sekretion von Wachstumshormon (GH) des Menschen. Dies erklärt den Anstieg des GH-Spiegels nach Gabe von L-Dopa und Apomorphin und anderen DA-Agonisten sowie die Hemmung der GH-Sekretion durch Haloperidol und Chlorpromazin (Tabelle 2.1).

α-adrenerge Blocker führen zu einer Hemmung der GH-Sekretion, wogegen die β-Rezeptorenblockade einen stimulierenden Effekt auf die Sekretion von Wachstumshormon hat. Entsprechend führt eine Vorbehandlung mit Phentolamin zu einer Unterdrückung der GH-Sekretion, unabhängig wie sie stimuliert wurde, die Vorbehandlung mit Propranolol hat hingegen einen die GH-Sekretion verstärkenden Effekt.

α-Agonisten stimulieren über eine Freisetzung von GHRH die GH-Sekretion. Acetylcholin, das einen hemmenden Einfluss auf die Somatostatinsekretion ausübt, stimuliert ebenfalls – wie alle anderen cholinerg aktiven Substanzen – über diesen Mechanismus die GH-Sekretion.

Tabelle 2.1. Neurotransmitterregulation der HVL-Hormonsekretion des Menschen. (Aus von Werder 1998)

Neurotransmitter	ACTH	LF/FSH	TSH	GH	PRL
Noradrenalin	↑	–	↑	↑	–
Dopamin	↓	↓	↓	↑	↓
Serotonin	↑	↓?	↓?	↑	↑
GABA	↓	–	–	–	↑
AcCholin	↑	–	(↑)	↑	–
Endogene Opiate	–	↓	–	↑	↑

Darüber hinaus steht die GH-Sekretion auch unter serotoninerger Kontrolle. Die orale Gabe des Serotoninpräkursors 5-Hydroxytryptophan führt entsprechend zu einem Anstieg der GH-Spiegel, letzterer kann durch Cyproheptadin-Vorbehandlung unterdrückt werden. Die Stimulation endogener Opioidrezeptoren führt ebenfalls zu einem Anstieg der GH-Spiegel.

Im Einzelfall ist es meist nicht klar, ob der durch Stimulation der Neurotransmitterrezeptoren induzierte Anstieg der GH-Spiegel durch eine vermehrte Freisetzung von GHRH oder eine verminderte Freisetzung von Somatostatin zustande kommt. Um solche physiologischen Fragen zu klären, sind beim Menschen, weil die direkte Messung der Releasing- und Inhibitinghormone im Portalblut nicht möglich ist, Kombinationen von die HVL-Sekretion stimulierenden Tests erforderlich. Als Beispiel sei die Stimulation der GH-Sekretion durch Arginin angeführt. Die durch GHRH maximal stimulierte GH-Sekretion kann durch die gleichzeitige Applikation von Arginin weiter gesteigert werden, was nicht durch eine arginininduzierte endogene GHRH-Freisetzung erklärt werden kann. Die Schlussfolgerung, dass Arginin die GH-Sekretion durch die Suppression der endogenen Somatostatinfreisetzung stimuliert, wird dadurch unterstützt, dass nach Arginin auch die TRH-stimulierte TSH-Sekretion verstärkt wird. TSH unterliegt wie GH auch einem hemmenden somatostatinergen Tonus.

2.1.2
Growth-Hormone-Releasinghormon (GHRH)

GHRH ist ein langkettiges Neuropeptid mit 44 bzw. 40 Aminosäuren, das nach Bindung an den Rezeptor der somatotrophen Zelle zu einer Aktivierung der Adenylzyklase führt. Der Anstieg des zyklischen Adenosinmonophosphats (cAMP) führt über Aktivierung von Kinasen zu einer Stimulation der GH-Genexpression und -Sekretion.

Die GHRH-enthaltenden Zellkörper befinden sich vornehmlich im Nucleus arcuatus. Von dort reichen ihre Axone in die äußere Palisadenzone der Eminentia mediana, wo sie Anschluss an den kapillären Plexus des Portalkreislaufes finden.

GHRH ist auch in extrahypothalamischem Nervengewebe vorhanden sowie im Gastrointestinaltrakt. Hier sind es insbesondere tumoröse Neubildungen, die GHRH enthalten und auch freisetzen können, was zum ektopen GHRH-Syndrom führt (s. S. 19).

Im Gegensatz zum CRH, das seine biologische Aktivität verliert, wenn es C-terminal gekürzt wird, weist das am C-terminalen Teil auf 29 Aminosäuren verkürzte Neurohormon (GHRH 1-29) noch eine volle biologische Wirkung auf, d. h. nach Injektion von GHRH 1-29 kommt es zu einem prompten Anstieg der GH-Spiegel.

2.1.3
Growth-Hormone-Releasingpeptid (GHRP), Growth-Hormone-Sekretagoga (GHS), Ghrelin

Neben dem physiologischen GHRH hat man noch andere, synthetische Opiat-
abkömmlinge, gefunden, die eine starke GH-stimulierende Wirkung in vitro
und in vivo aufweisen. Das erste, gut charakterisierte Growth-Hormone-
Releasingpeptid war Hexarelin mit 6 Aminosäuren (GHRP). Mittlerweile sind
verschiedene GH-Releasingpeptide bekannt, die z.T. die GH-Sekretion
äußerst potent stimulieren können. Daneben sind auch nichtpeptiderge GH-
Releaser entwickelt worden, die oral verabreicht werden können. Man nennt
diese ganze Substanzklasse jetzt GH-Sekretagoga (GHS). Inzwischen wurde
der GHS-Rezeptor identifiziert. Darüber hinaus ist es gelungen, den endogenen Liganden – Ghrelin – aus der Magenschleimhaut des Schweins zu extra-
hieren und in seiner Struktur aufzuklären. Es handelt sich um ein Peptid mit
28 Aminosäuren mit einer Oktanoylseitenkette am Serinrest in Position 3. Die
bei anderen Releasinghormonen nicht beobachtete Seitenkette ist für die biologische Aktivität des Ghrelins essentiell. Der Ghrelin-Rezeptor unterscheidet
sich von dem GHRH-Rezeptor strukturell und funktionell, d.h. die Ghrelin-
Bindung an seinen Rezeptor führt nicht über die Aktivierung der Adenylzyklase zu einer Freisetzung von Wachstumshormon, wie das nach GHRH-
Bindung an den GHRH-Rezeptor der Fall ist. Dies erklärt auch, dass GHRH
und die GHS einen synergistischen, z.T. potenzierenden Effekt aufweisen.

Im Gegensatz zu dem hochspezifischen GHRH, das nur in sehr hoher
Dosierung zu einer geringfügigen Stimulation der PRL-Sekretion führt, füh-
ren GHS und Ghrelin zusätzlich zu einem – allerdings weniger ausgeprägten
– Anstieg der ACTH-Sekretion.

Über den hypophysiotropen Effekt hinaus (GHS wirken auch in vitro)
haben diese Peptide einen hypothalamischen Effekt. Die Bedeutung des
Ghrelins und seines Rezeptors im Gastrointestinaltrakt und besonders in der
Herzmuskulatur sind noch völlig unklar.

2.1.4
Somatostatin (»growth hormone release inhibiting hormone« – GHRIH)

Lange vor der Entdeckung des GHRH ist die Struktur des Somatostatins aufgeklärt worden. Es handelt sich um ein Tetradecapeptid mit einer Disulfid-
brücke zwischen den beiden Zystinmolekülen (vgl. Tabelle 2.2). Neben dem
Tetradecapeptid gibt es noch ein größeres Somatostatin, das aus 28 Aminosäuren besteht (SS-28). Es scheint beim Menschen biologisch aktiver zu sein
als das Tetradecapeptid. Beide Peptide, SS-14 und SS-28, sind ubiquitär im
ZNS verteilt, auch im Liquor und insbesondere in hoher Konzentration im
Gastrointestinaltrakt, hier besonders im Pankreas. Als hypothalamisches

Tabelle 2.2. Hypothalamische Hormone. (Nach von Werder, Strasburger u. Scriba 2001)

Name	Struktur	Funktion
1. Hypophysiotrope Hormone		
TRH	pyro-Glu-His-Pro-NH$_2$	Stimuliert TSH- und PRL-Sekretion
GnRH	pyro-Glu-His-Trp-Ser-Tyr-Gly-Leu-Arg-Pro-Gly-NH$_2$	Stimuliert LH- und FSH-Sekretion
CRH	H-Tyr-Ala-Asp-Ala-Ile-Phe-Tyr-Asa-Ser-Tyr-Arg-Lys-Val-Leu-Gly-Gln-Leu-Ser-Ala-Arg-Lys-Leu-Leu-Gln-Asp-Ile-Met-Ser-Arg-Gln-Gln-Gly-Glu-Ser-Asn-Gln-Glu-Arg-Gly-Ala-Arg-Ala-Arg-Leu-NH$_2$	Stimuliert die ACTH-Sekretion
GHRH	H-Ser-Glu-Glu-Pro-Pro-Ile-Ser-Leu-Asp-Leu-Thr-Phe-His-Leu-Leu-Arg-Glu-Val-Leu-Glu-Met-Ala-Arg-Ala-Glu-Gln-Leu-Ala-Gln-Gln-Ala-His-Ser-Asn-Arg-Lys-Leu-Met-Glu-Ile-Ile-NH$_2$	Stimuliert die GH-Sekretion*
GHRIH Somatostatin, SS-14	H-Ala-Gly-Cys-Lys-Asn-Phe-Phe-Trp-Lys-Thr-Phe-Thr-Ser-Cys-OH S-S	Hemmt GH- und TSH-Sekretion; extrahypothalamisch weit verbreitet mit in der Regel sekretions-hemmender biologischer Wirkung
PIH	Dopamin	Hemmt die PRL- und TSH-Sekretion; bei Akromegalen auch GH (ca. 50%)
PRF= VIP**	His-Ser-Asp-Ala-Val-Phe-Thr-Asp-Asn-Tyr-Thr-Arg-Leu-Arg-Lys-Gln-Met-Ala-Val-Lys-Lys-Tyr-Leu-Asn-Ser-Ile-Leu Asn-NH$_2$	Stimuliert die PRL-Freisetzung
2. Neurohypophysäre Hormone		
ADH	Cys-Tyr-Phe-Gln-Asn-Cys-Pro-Arg-Gly-NH$_2$ S-S	Stimuliert die Wasserrück-resorption in den Sammel-röhren der Niere
OT	Cys-Tyr-Ile-Gln-Asn-Cys-Pro-Leu-Gly-NH$_2$ S-S	Stimuliert die Uterus-kontraktion und den Milchausstoss

* GHS, ein Peptid mit 28 Aminosäuren und einer Oktanoyl-seitenkette (Ghrelin), stimuliert zwar auch die hypophysäre GH-Sekretion, hat aber auch einen hypothalamischen Ansatzpunkt, der die GH-Sekretion anregt, und ist deshalb kein klassisches hypophysiotropes Hormon.
** VIP ist nur ein Kandidat für PRF, andere Peptide mit PRF-Aktivität sind beschrieben. Traditionsgemäß spricht man von RH (= Releasing Hormon) wenn Struktur und Funktion geklärt sind, von RF (= Releasing Factor), wenn das nicht der Fall ist.

Neurohormon hemmt Somatostatin, das vornehmlich im vorderen Teil des Nucleus arcuatus im Hypothalamus konzentriert ist, nicht nur die hypophysäre GH-Sekretion, sondern auch die TSH-Sekretion. Der inhibierende

Effekt auf beide Hormone ist allerdings geringer ausgeprägt als der stimulierende Effekt der jeweiligen Releasinghormone, sodass das komplette Fehlen hypothalamischer Einflüsse zu einer Insuffizienz sowohl der GH- als auch der TSH-Sekretion führt.

Es gibt eine ganze Familie von Somatostatinrezeptoren – inzwischen sind 5 Subtypen kloniert –, die alle die Struktur der G-Protein-gekoppelten Rezeptoren mit 7 transmembranösen Domänen aufweisen. Im HVL sind überwiegend die Subtypen SSR-2 und SSR-5 vertreten. Die Folgereaktion der Bindung von Somatostatin an seine Rezeptoren ist die Hemmung der Adenylzyklaseaktivität.

Somatostatin lässt sich im Gegensatz zu den meisten anderen Neurohormonen im peripheren Blut messen. Dies lässt allerdings keine Rückschlüsse auf die zentral-portale Somatostatinkonzentration zu, denn es handelt sich um Somatostatin aus dem Gastrointestinaltrakt. Wie die meisten hypophysiotropen Neurohormone hat Somatostatin eine extrem kurze Halbwertszeit. Synthetisch hergestellte Somatostatinabkömmlinge (sog. Mini-Somatostatine) haben durch längere Haftung am Rezeptor und Resistenz gegenüber abbauenden Enzymen eine deutlich verlängerte Halbwertszeit und damit eine länger anhaltende biologische Wirkung, die pharmakotherapeutisch genutzt wird (s. S. 39).

2.1.5
Wachstumshormon (»growth hormone«/GH; somatotropes Hormon/STH) – Struktur

Das Wachstumshormon ist ein einkettiges Peptidhormon mit 191 Aminosäuren, 2 Disulfidbrücken und einer relativen Molekülmasse von 22.000 (Abb. 2.1). Das Gen für humanes Wachstumshormon befindet sich auf dem langen Arm des Chromosomen 17, ganz in der Nähe einer Reihe von Genen, die das plazentare Wachstumshormon (Chorionsomatomammotropin) kodieren.

Die Transkription des GH-Gens erfolgt ausschließlich in den somatotrophen Zellen des HVL. Zu den Faktoren, die die GH-Gentranskription auslösen, gehört Pit-1. Mutationen des Pit-1-Gens führen zu einer Hypoplasie des HVL, zu Kleinwuchs, Hypothyreose und Fehlen des Prolaktins. Das GH-Gen kodiert ein höhermolekulares Prä-GH mit einem Molekulargewicht von 28.000, wobei das N-terminale Präkursorsegment in den Granula enzymatisch abgespalten wird.

Im Gegensatz zu dem GH-verwandten Prolaktin wird Wachstumshormon in großen Mengen intragranulär in den somatotrophen Zellen des HVL gespeichert. So enthält die menschliche Hypophyse 4–6 mg GH, was etwa 3–5% des Drüsentrockengewichts entspricht. Die tägliche GH-Produktionsrate beim Erwachsenen beträgt nur einen kleinen Teil dieser Menge, etwa 400 µg pro Tag.

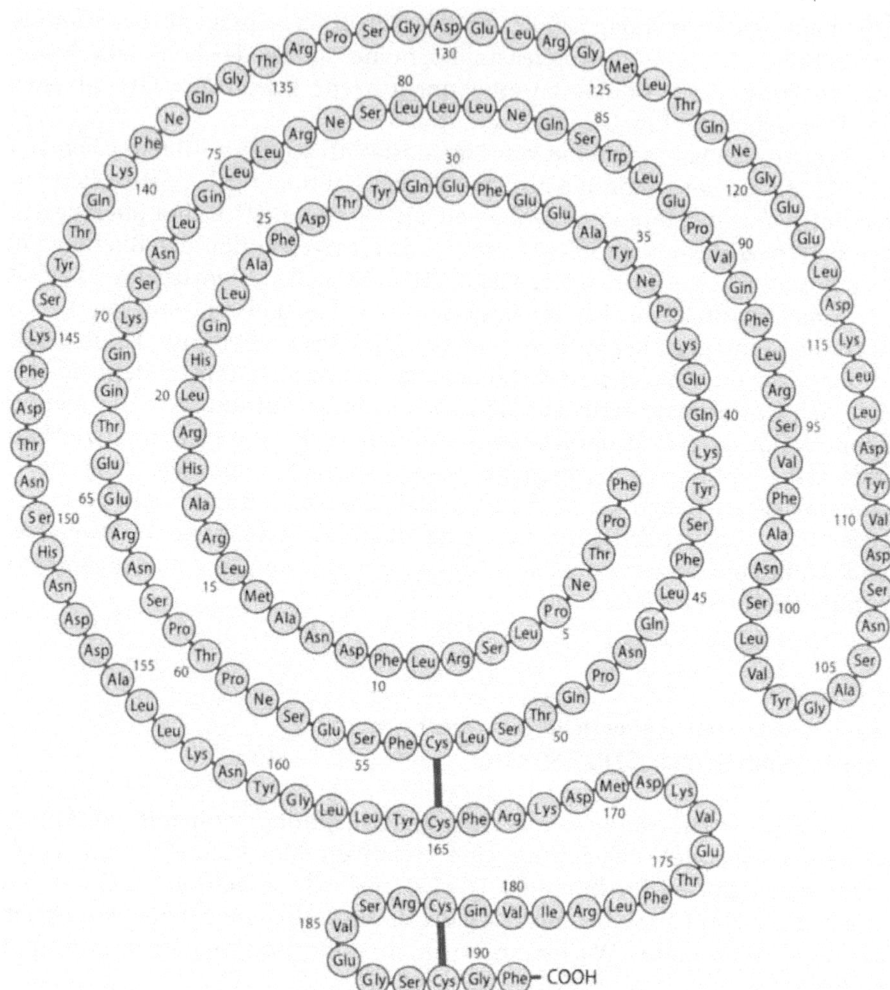

Abb. 2.1. Aminosäurestruktur des menschlichen Wachstumshormons (GH). GH enthält 191 Aminosäuren mit einer Molekülmasse von 22.000. 15% des GH werden mit einer Molekülmasse von 20.000 sezerniert; ihnen fehlt die Aminosäuresequenz 32–46

2.1.6
Regulation der GH-Freisetzung beim Menschen

Die GH-Sekretion steht unter dualer hypothalamischer Kontrolle durch das stimulierende GHRH und das inhibierende Somatostatin (vgl. Abb. 2.3).

Die immunologisch bestimmten GH-Spiegel liegen in der Regel unter 5 µg/l. Die Sekretion von GH erfolgt pulsatil. Dies wird durch die zeitver-

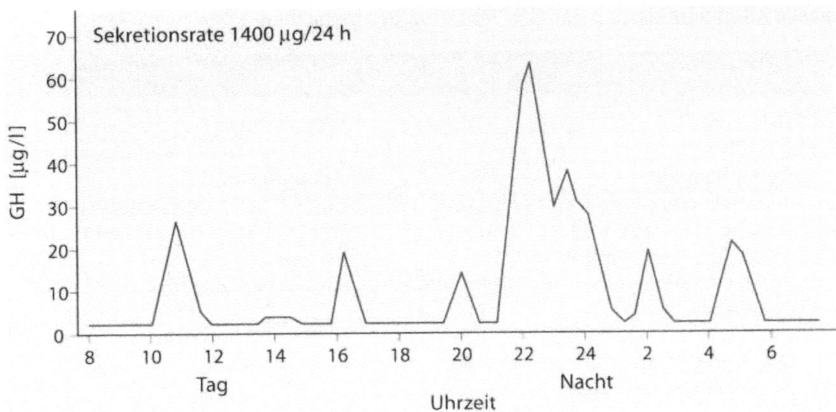

Abb. 2.2. Tagesprofil der GH-Spiegel bei einem pubertären Jungen (12 Jahre). Zu dieser Zeit ist die Sekretionsrate, die bei Erwachsenen etwa 400 µg pro Tag beträgt, am höchsten. Die postprandialen und insbesondere der Einschlaf-Peak sind besonders ausgeprägt

setzte, intermittierende Freisetzung von GHRH und Somatostatin in das Portalblut hervorgerufen (Abb. 2.2).

Für die Bestimmung des Wachstumshormons werden immunologische Verfahren eingesetzt. Die Immunoassays mit polyklonalen Antikörpern gegen humanes GH sind am weitesten verbreitet. Die untere Nachweisgrenze liegt hier bei ca. 0,5 µg/l. Die mit oligoklonalen und – noch ausgeprägter – mit monoklonalen Antikörpern arbeitenden Wachstumshormonbestimmungsmethoden haben erheblich niedrigere untere Nachweisgrenzen, z. B. 0,01 µg/l, was bei der Interpretation der Befunde zu beachten ist. Eine besondere Bestimmung, in der biologische und immunologische Aspekte des Wachstumshormons zusammen erfasst werden, stellt der immunofunktionale Assay von C. Strasburger dar, bei dem das an den Rezeptor bindende Epitop durch den extrazellulären Anteil des GH-Rezeptors und ein antikörperbindendes Epitop erfasst werden.

Überhaupt unterliegen die GH-Spiegel im Serum beträchtlichen Schwankungen, die auf die Vielzahl und die Heterogenität der Stimuli für die GH-Sekretion zurückzuführen sind (Tabelle 2.3). Die Halbwertszeit für endogenes »growth hormone« beträgt etwa 20 min. »Growth hormone« ist an ein Protein gebunden, das dem extrazellulären Anteil des Rezeptors entspricht (»growth hormone binding protein«/GHBP, Abb. 2.3).

Neben dem »growth hormone« mit einem Molekulargewicht von 22.000 (»little« GH) lässt sich im Serum GH-Immunoreaktivität mit höherer Molekülmasse nachweisen (»big« und »big-big« GH). Bei diesen chromatographisch auftrennbaren Fraktionen handelt es sich z. T. um dimere (»big«) oder polymere (»big-big«) GH-Formen, die eine volle immunologische, aber eine reduzierte biologische Aktivität aufweisen.

Tabelle 2.3. Beeinflussung der GH-Sekretion des Menschen

Steigerung	Hemmung
GHRH, GHS	Somatostatin
Stoffwechsel	
Hypoglykämie	Hyperglykämie
Blutzuckerabfall ohne Hypoglykämie	Anstieg der freien Fettsäuren
Arginin (i.v.), Aminosäuren (p.o.)	Hyperkortisolismus, Hypothyreose
Abfall der freien Fettsäuren	Gestagene
L-Dopa, DA-Agonisten β-Rezeptorenblocker	Gravidität (hPL, placentares GH)
Cholinergika	
Stress	α-Rezeptorenblocker
Operation, Trauma, körperliche oder psychische Belastung, Pyrogene, Überhitzung	Adipositas
Hemmung der Großhirnaktivität Schlaf, Vollnarkose	Alter (Verlust des cholinergen Tonus)

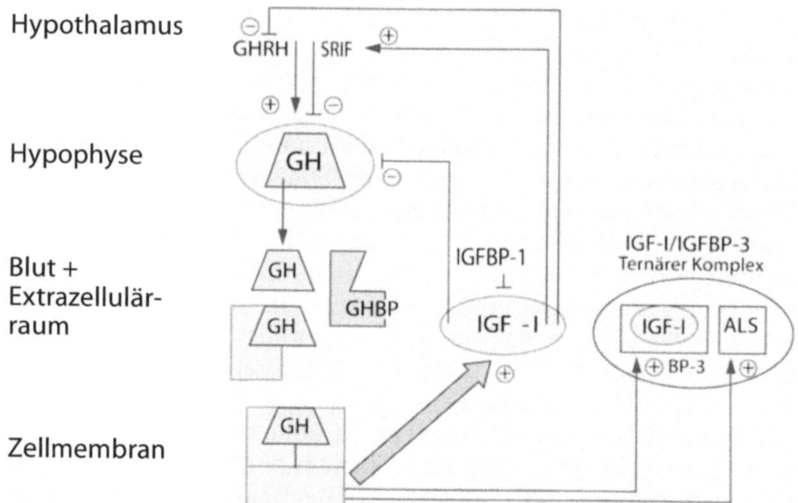

Abb. 2.3. Hypothalamische Steuerung, Rezeptorbindung mit Dimerisation und Folgereaktion des Wachstumshormons. Wachstumshormon wird an die extrazelluläre Domäne des GH-Rezeptors gebunden, die z. T. als GHBP zirkuliert. In der Zellmembran führt die Bindung von GH an den Rezeptor zu einer Dimerisation mit einem zweiten, nicht besetzten Rezeptor, was in der Folge die Generation von IGF-1 hervorruft. IGF-1, zusammen mit dem Binding Protein (IGFPB-3) und der säurelabilen Subunit (»acid labile subunit«/ALS) bildet den sog. »ternary complex«. IGF-1 vermittelt den negativen Feedback auf die GH-Sekretion durch Suppression der GH-Genexpression auf hypophysärer Ebene und Reduktion der GHRH-Freisetzung bzw. Stimulation der Somatostatin- (SRIF-)Sekretion in das Portalblut

Endogene Rhythmen der GH-Sekretion analog dem Tagesrhythmus der ACTH-Sekretion bestehen nicht. Bei den erhöhten GH-Spiegeln während der Nacht handelt es sich um schlafassoziierte Sekretionsschübe, die in den Schlafstadien 3 und 4 (»Slow-wave-EEG«) auftreten und sich mit dem Schlaf parallel verschieben lassen.

Die insulininduzierte Hypoglykämie stellt einen starken Reiz für die GH-Sekretion dar. Dabei wird im Gegensatz zur ACTH-Sekretion, die allein durch den hypoglykämischen Stress stimuliert wird, die GH-Sekretion schon durch den Abfall des Blutzuckers hervorgerufen. Deshalb werden auch 3 h nach einer oralen Glukosebelastung, wenn der Blutzucker im Abfallen ist, erhöhte GH-Spiegel beobachtet. So wie der Blutzuckerabfall die GH-Sekretion stimuliert, führt der Blutzuckeranstieg zu einer Hemmung der GH-Sekretion. Entsprechend wurde der orale Glukosebelastungstest zum Nachweis einer autonomen GH-Sekretion in der Klinik eingeführt. Freie Fettsäuren wirken ähnlich wie die Glukose auf die GH-Sekretion. Glukokortikoide hemmen die GH-Sekretion, was den Kleinwuchs beim Cushing-Syndrom bzw. unter Kortikoidlangzeittherapie mit erklärt.

2.2
Biologische Aktivität des Wachstumshormons

Die biologische Wirkung des »growth hormone« ist an den klinischen Bildern Akromegalie, hypophysärer Riesenwuchs und Minderwuchs abzulesen. »Growth hormone« ist ein proteinanaboles Hormon, das zur Verminderung der Stickstoffausscheidung sowie zu einer vermehrten Aufnahme von Aminosäuren in die Zelle führt. Dort findet durch GH ebenfalls stimuliert die Proteinsynthese statt. Bezüglich des Aminosäurestoffwechsels wirkt »growth hormone« synergistisch zum Insulin. Im Kohlenhydrat- und Fettstoffwechsel wirkt »growth hormone« als Insulinantagonist.

Die Glukoseaufnahme in der Peripherie wird gehemmt. Dies erklärt die relative Häufigkeit einer gestörten Kohlenhydrattoleranz bzw. eines manifesten Diabetes mellitus bei Patienten mit Akromegalie (s. unten). Das von Houssay beschriebene Phänomen, dass sich der Diabetes mellitus eines total pankreatektomierten Hundes bessert, wenn gleichzeitig eine Hypophysektomie durchgeführt worden ist, beruht entsprechend auf der Ausschaltung des Wachstumshormons. Auch scheint zur Instabilität des Insulin abhängigen Diabetes mellitus, insbesondere was die ausgeprägte morgendliche Hyperglykämie (Dawn-Phänomen) betrifft, die vermehrte, vornehmlich nächtliche Mehrsekretion von »growth hormone« beizutragen. Humanes GH hat eine hohe Affinität zu dem Prolaktinrezeptor und ist deshalb im Gegensatz zu dem Wachstumshormon von anderen Säugetieren ein laktogenes Hormon.

Die GH-Wirkung korreliert schlecht zu den gemessenen GH-Serumspiegeln. Das beruht darauf, dass die meisten Stoffwechselwirkungen des

Tabelle 2.4. Biologische Wirkung von Wachstumshormon

IGF-1-abhängig (indirekt)	IGF-1-unabhängig (direkt)
Wachstumsfördernde Wirkungen gesteigert:	Diabetogener (antiinsulinärer) Effekt
Proteinsynthese	Insulinresistenz im peripheren Gewebe
Aminosäuretransport	Hyperinsulinismus
Muskelmasse	Lipolyse
Knorpelwachstum	Ketogenese
Knochenwachstum	Hyperglykämie
DNS- und RNS-Synthese	Salz- und Wasserretention
Zellproliferation	Laktogenese

»growth hormone« nicht direkt, sondern durch den »Insulin-like growth factor 1« (IGF-1, früher Somatomedin C genannt) vermittelt werden (Tabelle 2.4). IGF-1, das eine dem Proinsulin und Relaxin ähnliche Struktur aufweist, wird ubiquitär in den GH-Zielorganen, insbesondere in der Leber gebildet, von wo es in die Blutbahn abgegeben wird. IGF-1 hat eine negative Feedback-Wirkung auf die GH-Sekretion. Es hemmt die hypophysäre GH-Genexpression und stimuliert auf hypothalamischer Ebene die Freisetzung von Somatostatin (vgl. Abb. 2.3). IGF-1 wird an spezifische Transportproteine gebunden (»IGF-binding protein«/IGFBP). Bis jetzt sind 6 IGFBP bekannt, von denen IGFBP-3 strikt GH-abhängig gebildet wird, sodass IGF-1- und IGFBP-3-Spiegel in der Regel parallel verlaufen. Das IGF-1 bildet mit dem IGFBP-3 und der säurelabilen Untereinheit (»acid labile subunit«/ALS) den sog. Ternary-Komplex (vgl. Abb. 2.3). Die Bedeutung der IGFBP ist nicht geklärt, IGFBP-1 scheint einen die IGF-1-Bioaktivität reduzierenden Effekt zu haben.

IGF 1 wird nach Extraktion aus dem Plasma mit spezifischen Antiseren bestimmt. Die IGF_1-Spiegel steigen während der sexuellen Reifung steil an und erreichen im Adoleszentenalter die höchste Konzentration, um dann langsam wieder abzufallen. Deshalb muss der Normalbereich für Männer und Frauen für die einzelnen Altersstufen erstellt werden.

Weitere Peptide, wie IGF-2, der »nerve growth factor« (NGF), der »epidermal growth factor« (EGF) oder die »transforming growth factors« (TGF), gehören ebenfalls zur Gruppe der Wachstumsfaktoren, werden aber nicht direkt GH-abhängig reguliert. IGF-1-Spiegel steigen während der Pubertät an, wobei bei hochwüchsigen Kindern besonders hohe Spiegel gefunden werden. So korreliert die Größe nicht zur Sekretionskapazität des Wachstumshormons, aber bis zu einem gewissen Grad zur Höhe der IGF-1-Spiegel. Bei Patienten mit aktiver Akromegalie werden erhöhte IGF-1-Spiegel gefunden, wogegen hypophysäre Zwerge, ebenso wie hypophysektomierte Patienten, erniedrigte IGF-1-Spiegel aufweisen.

Im höheren Alter lässt die GH-Sekretion bei gesunden Männern und Frauen nach, sodass es auch zu einem Abfall der IGF-1-Spiegel kommt (Somatopause). Die Wirksamkeit der hochdosierten Östrogenbehandlung bei konstitutionell hochwüchsigen Mädchen beruht ebenfalls auf einer Absenkung der IGF-1-Spiegel. IGF-2-Spiegel zeigen im Gegensatz zu IGF-1 keine Korrelation zum Wachstumshormon und zur Wachstumsgeschwindigkeit.

Der Rezeptor für Wachstumshormon hat eine extrazelluläre, eine einzige transmembrane und eine intrazelluläre Domäne. Der extrazelluläre Anteil des GH-Rezeptors bindet das Wachstumshormon. Dieser Teil wird z. T. abgeschilfert und ist als GHBP in der Peripherie nachweisbar (vgl. Abb. 2.3). Nach Bindung des Wachstumshormons an den Rezeptor mit der Bindungsstelle 1 wird an einen zweiten Rezeptor mit einer anderen Bindungsstelle angedockt, was zur Rezeptordimerisierung führt, die die biologischen Folgereaktionen (Proteinphosphorylierung durch Aktivierung von Kinasen) auslöst.

Der Typ des GH-Rezeptors gehört zur GH-PRL-Zytokin-Rezeptorfamilie, die alle einen hohen Grad an Homologie aufweisen. Der IGF-1-Rezeptor hingegen ist dem Insulinrezeptor ähnlich. Ebenso wie beim Insulin wird nach IGF-1-Bindung die intrazelluläre Domäne des Rezeptors phosphoryliert und damit aktiviert.

Die Plazenta bildet neben einem placentaren GH ein laktogenes Hormon (humanes Chorionsomatomammotropin/hCS oder »human placental lactogen«/hPL), dessen Struktur sowie biologische und immunologische Eigenschaften mit denen des »growth hormone« überlappen. Die hCS-kodierenden Gene liegen neben dem GH-Gen und sind in der Phylogenese aus einer Genverdoppelung eines Urgens hervorgegangen. hCS ist für den Insulinantagonismus in der Gravidität und den sog. Schwangerschaftsdiabetes von Bedeutung. Die Bestimmung von hCS in der Gravidität dient der Beurteilung der Plazentafunktion.

KAPITEL 3

Akromegalie (Gigantismus) – Epidemiologie/Pathophysiologie

3

Die Akromegalie bzw. der Riesenwuchs (Gigantismus) sind Folge der vermehrten Sekretion von GH. In der Regel beruht die pathologisch gesteigerte Sekretion von »growth hormone« auf einem monoklonalen Hypophysen-

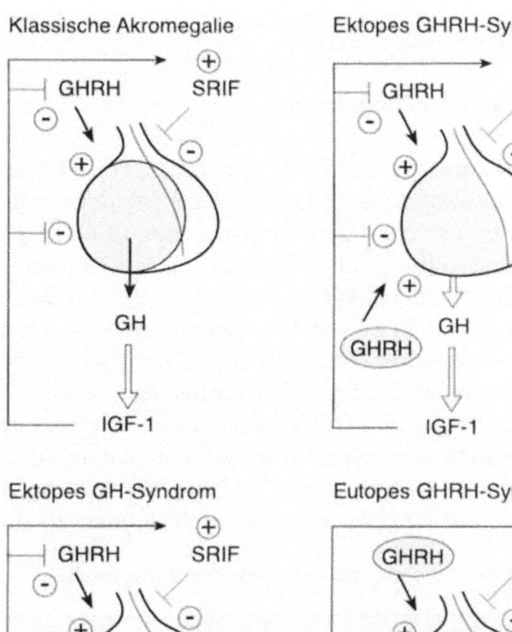

Abb. 3.1. Ursachen der Akromegalie. Am häufigsten ist das monoklonale GH-sezernierende Hypophysenadenom (über 99% der Fälle). Selten ist die ektope Bildung von GHRH, die zu einer somatotrophen Hyperplasie der Hypophyse führt (weniger als 0,5%). Sehr selten ist die eutope GHRH-Produktion durch hypothalamische Hamartome, die ebenfalls zu einer somatotrophen Hyperplasie führt. Die ektope GH-Produktion selbst ist eine extrem seltene Ursache erhöhter IGF-1-Spiegel und damit einer Akromegalie

adenom (Abb. 3.1). Eine Hyperplasie der somatotrophen Zellen als Ursache der GH-Mehrsekretion ist allerdings auch beschrieben. Inwieweit ein primärer hypothalamischer Defekt mit vermehrter GHRH-Freisetzung oder verminderter Hemmung durch Somatostatin besteht, kann im Einzelfall nicht geklärt werden. Eine seltene Ursache der Akromegalie ist die ektope Produktion von GHRH, durch einen GHRH produzieren den Tumor. Ist der Tumor im Hypothalamus lokalisiert (z. B. Hamartom) spricht man auch von einem »eutopen« GHRH-Syndrom (Abb. 3.1), was noch seltener ist. Eine absolute Rarität ist die ektope Produktion von Wachstumshormon selbst. Ein somatotropher Tumor kann auch im Rahmen einer multiplen endokrinen Neoplasie (MEN 1) auftreten. Gelegentlich tritt eine Akromegalie auch mit einer fibrösen Knochendysplasie (McCune-Albright-Syndrom) und anderen endokrinen Störungen auf. Diese Patienten haben auch häufig auffällige Hautveränderungen (Café-au-lait-Flecken). Die Akromegalie zusammen mit der Knochendysplasie können im Bereich des Schädels zu besonders auffälligen Deformierungen führen.

3.1
Häufigkeit der Erkrankung

Die Akromegalie ist im Gegensatz zur Hyperprolaktinämie eine seltene Hypophysenerkrankung mit einer Inzidenz von 3 und einer Prävalenz von 50 Fällen pro einer Million Menschen (Tabelle 3.1). Das mittlere Alter bei der Diagnosestellung liegt bei 40 Jahren, wobei sich die Symptome häufig 5–20 Jahre zurückverfolgen lassen. Bei Frauen scheint die Diagnose etwas häufiger gestellt zu werden, was möglicherweise auf die bei Frauen auffälligeren kosmetischen Veränderungen zurückzuführen ist. Das Studium der Literatur ergibt allerdings keine eindeutige Geschlechtsspezifität (Tabelle 3.2).

Die vermehrte GH-Sekretion vor Schluss der Epiphysen im Wachstumsalter führt zum Riesenwuchs, dem Gigantismus. Körpergrößen von über 2,30 m sind beschrieben. Die Lebenserwartung dieser Patienten ist erheblich reduziert, die Erkrankung ist noch seltener als die Akromegalie.

Tabelle 3.1. Inzidenz und Prävalenz der Akromegalie

Stadt/Land (Autor)	Inzidenz (pro Million Bewohner)	Prävalenz (pro Million Bewohner)
Newcastle und Umgebung (Alexander et al. 1980)	2,8	38
Göteborg und Umgebung (Bengtson et al. 1988)	3,3	69
Nordirland (Ritchie et al. 1990)	4,0	63
Spanien (Extabe et al. 1993)	3,1	60

Tabelle 3.2. Relation zwischen Verzögerung der Diagnosestellung und Patientenalter. (Aus Nabarro 1987)

| | Verzögerung bis zur Diagnosestellung | | |
| | Mann | Frau | Zusammen |
Alter bei Diagnose (Jahre)	Mittlere Verzögerung in Jahren (n)		
Unter 31	6,8 (28)	5,2 (30)	6,0 (58)
31–50	8,4 (70)	9,0 (46)	8,6 (116)
Über 50	12,6 (35)	12,1 (47)	12,3 (82)
Jedes Alter	9,1 (133)	9,3 (123)	9,2 (256)

3.2
Pathophysiologie

Bei über 99% der Patienten ist der Grund für die erhöhten GH-Spiegel ein monoklonales GH-produzierendes Makroadenom, das aufgrund seiner Größe zu einer Veränderung der knöchernen Struktur der Sella turcica geführt hat und deshalb bei praktisch allen Patienten in der seitlichen Schädelaufnahme zu erkennen ist. Eine ektope GHRH-Produktion durch Karzinoide oder Karzinome der Lunge, des Gastrointestinaltraktes bzw. Pankreastumoren ist selten (weniger als 0,5%). Sie führt wie die »eutope« GHRH-Produktion durch hypothalamische Tumoren zu einer somatotrophen Hyperplasie des HVL, die gelegentlich suprasellär extendiert und einen Hypophysentumor vortäuschen kann (s. unten). Extrem selten und nur anhand von 2 Fällen eindeutig beschrieben ist die ektope Produktion von »growth hormone« im Tumor selbst. In einem Fall war es ein maligner Inselzelltumor des Pankreas, im anderen ein B-Zell-Lymphom, in dem als wichtigstes Kriterium der ektopen Hormonproduktion GH-mRNS auch im Tumorgewebe gefunden wurde.

Die Größe der somatotrophen Adenome korreliert in den meisten Fällen zur Höhe der basalen GH-Spiegel. Akromegale haben nicht nur eine quantitative, sondern auch eine qualitative Störung der Regulation der GH-Sekretion. Die GHRH-induzierten GH-Anstiege bei Akromegalen korrelieren schwach zu der Höhe der basalen GH-Spiegel (s. unten, Abb. 3.2). Typischerweise haben Patienten mit einem ektopen GHRH-Syndrom, auch wenn sehr hohe basale GH-Spiegel vorliegen, keinen Anstieg der GH-Sekretion nach GHRH. Hier ist durch die endogenen GHRH-Spiegel der G-Protein-gekoppelte Rezeptor für GHRH schon maximal stimuliert.

Ein inappropriater GH-Anstieg nach TRH wird bei etwa 70% der Patienten beobachtet (Abb. 3.3), ein inappropriater GH-Anstieg nach GnRH dagegen bei weniger als 30% der Fälle. Häufig haben Patienten mit einer Akromegalie auch erhöhte PRL-Spiegel. Das Prolaktin kann sowohl aus dem Tumor (somatomammotrophes Adenom) als auch aus dem paratumorösen Gewebe der enthemmten Resthypophyse stammen (Begleithyperprolaktin-

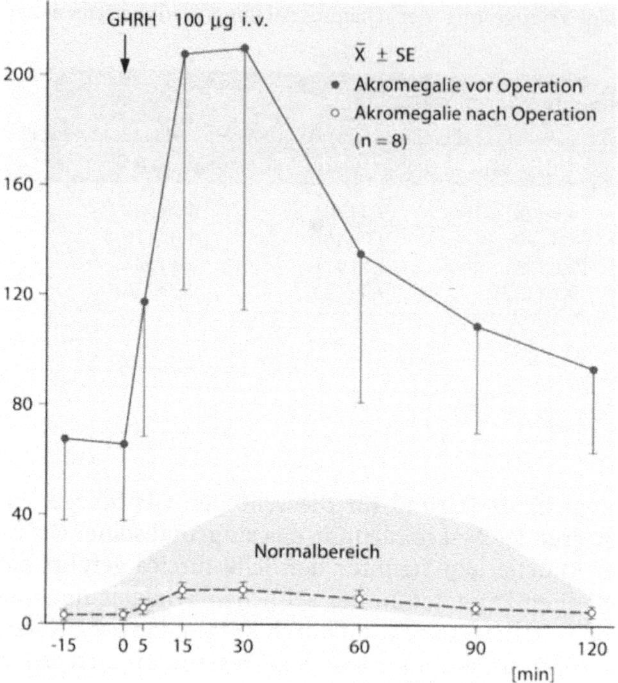

Abb. 3.2. GHRH-Test bei Patienten mit Akromegalie vor und nach transsphenoidaler Operation. Patienten mit aktiver Akromegalie haben erhöhte basale GH-Spiegel, die nach 100 µg GHRH in der Regel überschießend ansteigen. Nach erfolgreicher Operation hat sich nicht nur der basale GH-Spiegel, sondern auch der GHRH-induzierte GH-Anstieg normalisiert

ämie, Pseudoprolaktinom). Typischerweise findet man im ersten Fall eine TRH-stimulierbare GH- und PRL-Sekretion sowie eine GHRH-stimulierbare PRL- und GH-Sekretion (Abb. 3.4), dazu einen Abfall der Hormone nach Gaben von L-Dopa oder Dopamin (DA)-Agonisten. Die Tatsache, dass sich »growth hormone« wie Prolaktin verhält (TRH-stimulierbar, DA-hemmbar) und auf der anderen Seite Prolaktin wie »growth hormone« (GHRH-stimulierbar), ist mit der Vorstellung eines somatomammotrophen Adenoms, in dem »growth hormone« und Prolaktin in den gleichen Granula zu finden sind, gut vereinbar. Bei bis zu 15% der Akromegalen werden auch freie α-Ketten (α-Subunit/α-SU) in den Granula der somatotrophen Adenomzelle gefunden. Letztere werden auch mitsezerniert, und entsprechend findet man erhöhte α-SU-Spiegel im peripheren Blut.

Die endogene GHRH-Sekretion bei Akromegalen scheint allerdings gestört. Patienten, die auf exogene GHRH-Gabe einen prompten GH-Anstieg aufweisen, zeigen nach Clonidin-Gabe, das die endogene GHRH-Sekretion stimuliert, keinen GH-Anstieg. Nach erfolgreicher Operation normalisiert sich auch der Clonidin-induzierte GH-Anstieg. Typisch für die Akromegalie ist auch ein paradoxer Abfall der erhöhten GH-Spiegel nach Gabe von L-Dopa.

Bei Patienten, die nur einen geringen Anstieg von »growth hormone« nach exogener GHRH-Gabe aufweisen (meist handelt es sich um Gsp-positive Tumoren, s. unten), steigt in der Regel das »growth hormone« nach Gabe

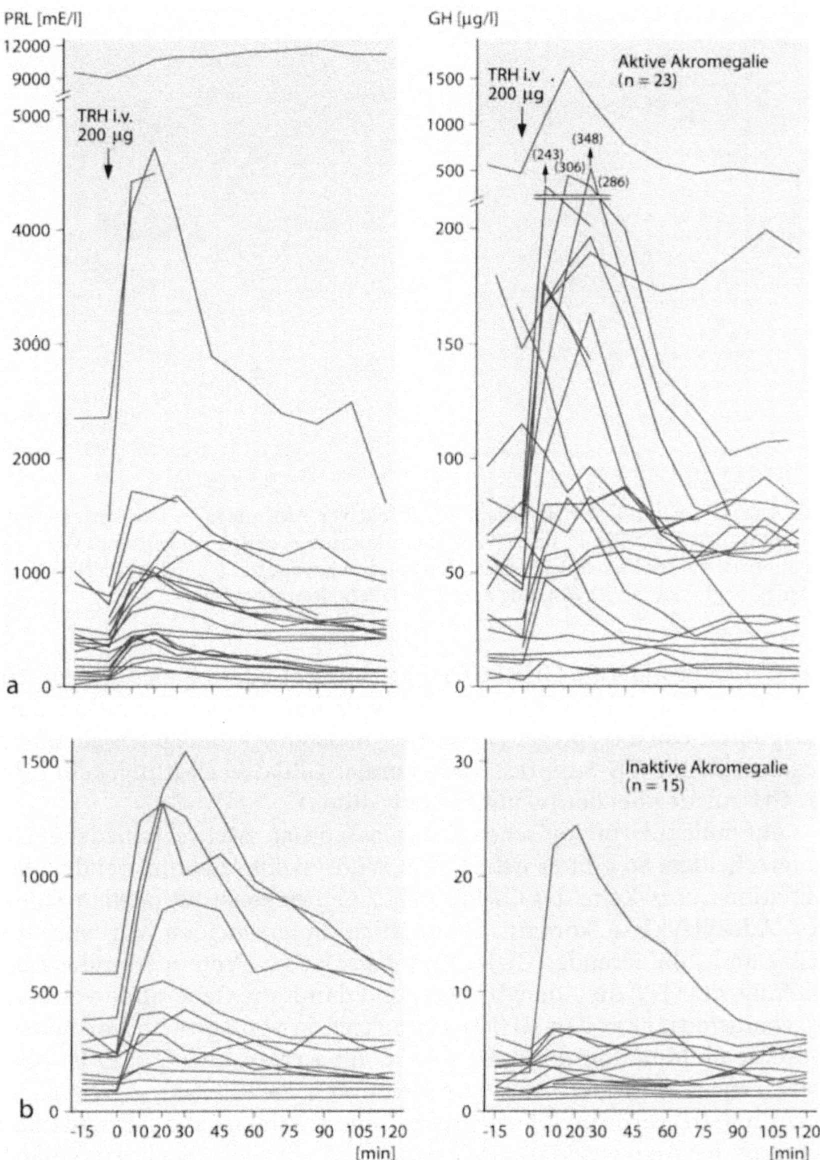

Abb. 3.3a, b. TRH-Test bei Patienten mit aktiver und inaktiver Akromegalie. *a* 23 Patienten mit aktiver Akromegalie erhielten 200 µg TRH, was bei 70% der Fälle zu einem deutlichen Anstieg der GH-Spiegel führte. Die PRL-Spiegel waren basal bei einem Viertel der Patienten erhöht und zeigten – mit Ausnahme des Patienten mit extrem erhöhten PRL-Spiegeln und einem somatomammotrophen Adenom – einen zum Basalspiegel korrelierenden PRL-Anstieg. *b* Nach erfolgreicher selektiver transsphenoidaler Operation, die zu einer klinisch inaktiven Akromegalie geführt hat, ist der ausgeprägte GH-Anstieg nach TRH nur bei einem Patienten deutlich erkennbar, die PRL-Sekretion lässt sich allerdings bei den meisten Patienten regelrecht durch TRH stimulieren (von Werder et al. 1975)

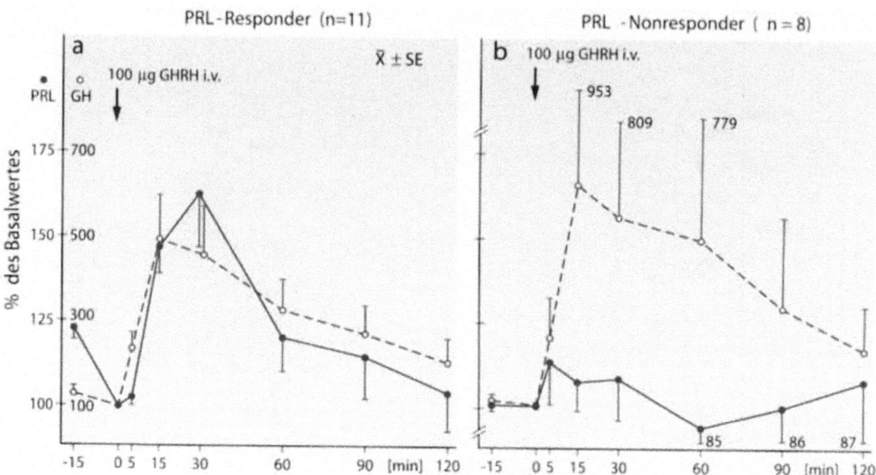

Abb. 3.4a, b. GHRH-Test bei Patienten mit aktiver Akromegalie. Die Patienten erhielten 100 µg GHRH i.v. *a* Bei 11 der 19 Patienten kommt es zeitgleich mit dem GH-Anstieg zu einem Anstieg der PRL-Spiegel (PRL-Responders), wogegen *b* bei 8 Patienten der den GH-Anstieg begleitende PRL-Anstieg ausbleibt (PRL-Nonresponders)

des GHRP prompt an. GHRP (GHS) stimuliert über einen anderen Rezeptor als GHRH die GH-Sekretion. Die Regulation der GH-Sekretion durch die peripheren Glukosespiegel ist bei den meisten Akromegalen ebenfalls nicht gegeben (keine GH-Suppression bei oraler Glukosebelastung, kein regelrechter GH-Anstieg bei der Insulinhypoglykämie).

Auf molekularbiologischer Ebene lassen sich zwei verschiedene Adenome unterscheiden. So gibt es neben dem Wildtyp ein Adenom, bei dem es durch Mutation der α-Kette des Gs-Proteins zu einer konstitutionellen Stimulation der Adenylzyklase kommt. Bekanntlich unterscheiden wir stimulierende (Gs-) und inhibierende (Gi-)G-Proteine. Das Gs-Protein stimuliert über die Bildung von GTP die Adenylzyklase und damit die Generation von cAMP, ein Mechanismus, über den GHRH zur Sekretion von »growth hormone« führt. Durch eine Mutation der α-Kette (Cys für Arg201 und Gln227 ist durch Arg oder Leu ersetzt) kommt es zur Hemmung der GTPase – GTP kann nicht mehr in GDP zurückgeführt werden – und somit zu einer permanenten Aktivierung der Adenylzyklase. Das mutierte Gs-Protein, auch gsp-Onkogen, ist für die Mehrsekretion von »growth hormone« und Tumorwachstum verantwortlich. Da die Adenylzyklase bei diesem Adenom konstitutionell aktiviert ist, führt die Gabe von GHRH weder in vitro noch in vivo zu einer weitergehenden Stimulation der GH-Sekretion (Tabelle 3.3). GHS, das nicht über die Adenylzyklase wirkt, führt hingegen zu einem prompten Anstieg der GH-Spiegel bei Gsp-positiven Adenomen (Abb. 3.5).

Da die Funktion des Gi-Proteins nicht gestört ist, zeigen die Gsp-positiven Patienten meistens einen deutlichen Abfall der GH-Spiegel nach

Tabelle 3.3. In-vitro- und In-vivo-Befunde bei den zwei Formen der Akromegalie (Wildtyp und Gsp-positive Tumoren)

	Wildtyp	Gs-Mutation (α-Kette)
Stimulation der Adenylzyklase (AC) im Basalzustand	–	+
GHRH-Stimulation von AC in vitro	+	–
GHRH-Stimulation der GH-Sekretion in vivo	++	(+)
GHS-Stimulation in vitro	+	+
Somatostatinsuppression	+	++
Glukosesuppression	(+)	+
Tumorgröße	Größer	Kleiner
GH-Basalspiegel	Höher	Niedriger

Somatostatin und oft auch nach Glukosegabe. In der Regel sind die Adenome kleiner und die GH-Spiegel etwas niedriger als bei Gsp-negativen Tumoren.

Die erhöhten GH-Spiegel führen zu einer vermehrten Bildung und Freisetzung von IGF-1 nicht nur in der Leber, sondern in sämtlichen GH-Zielgeweben, wo IGF-1 die biologische GH-Wirkung vermittelt. Der negative IGF-1-Feedback auf die GH-Sekretion aus dem Adenom ist entweder überhaupt nicht oder in einer erheblich erhöhten Schwellenkonzentration wirksam. Neben dem IGF-1 wird auch IGFBP-3 GH-abhängig gebildet und ist bei Akromegalen entsprechend erhöht im peripheren Blut nachweisbar.

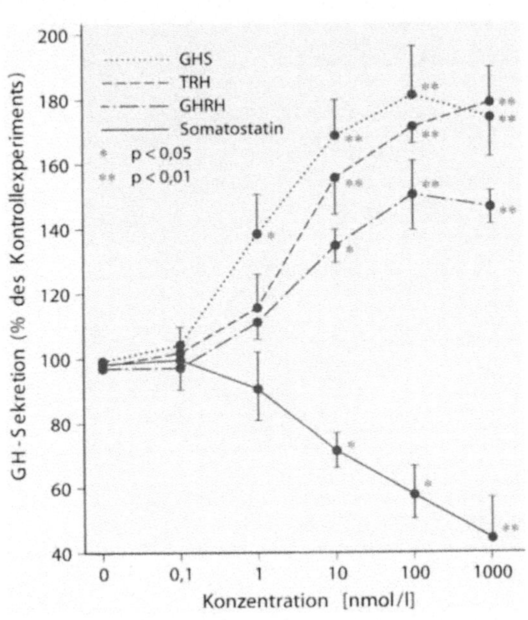

Abb. 3.5. Somatotrophes Adenom in Zellkultur. In diesem Fall lässt sich die GH-Sekretion in vitro durch GHRH, GHS und TRH stimulieren und Somatostatin supprimieren. Das Verhalten der GH-Sekretion in vitro stimmt mit der GH-Sekretion in vivo überein. Im Gegensatz zur Stimulierbarkeit der GH-Sekretion durch GHS ist die Stimulation der GH-Sekretion durch TRH und GHRH ebensowenig obligat wie die Suppression durch Somatostatin. (Aus Renner et al. 1994)

KAPITEL 4

Klinik der Akromegalie 4

4.1
Krankheitsbild

Die Klinik der Akromegalie resultiert aus der übersteigerten Stimulation des enchondralen und appositionellen Knochenwachstums, aus der Stimulation des Wachstums der Haut und der Hautanhangsorgane sowie des allgemeinen Organwachstums. Dazu kommen die Zeichen der lokalen Raumforderung durch den praktisch immer nachweisbaren Hypophysentumor (Abb. 4.1 bis 4.3), der zur Kompression des übrigen HVL und damit zur HVL-Insuffizienz

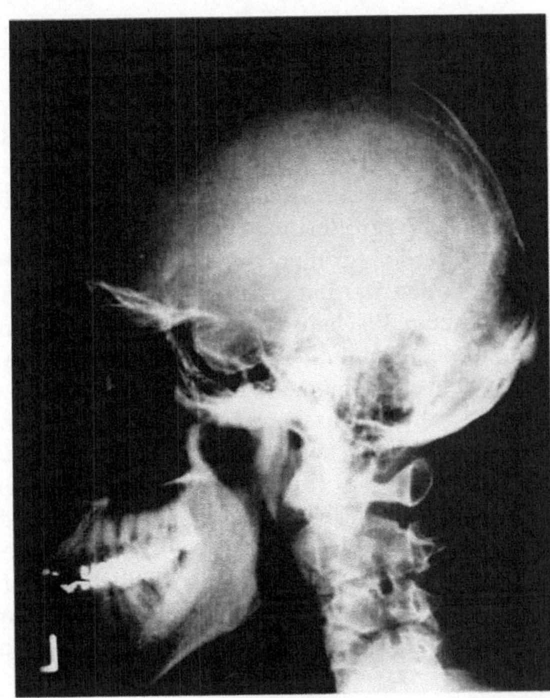

Abb. 4.1. Seitliche Schädelaufnahme eines akromegalen Patienten. Man sieht deutlich die Vergrößerung der Sella turcica, die auf den intrasellären Anteil des Hypophysentumors hinweist. Dazu als Zeichen des GH-Exzesses die Vergrößerung der Mandibel, die Hypertrophie des Sinus frontalis und die Verdickung der Tabula interna

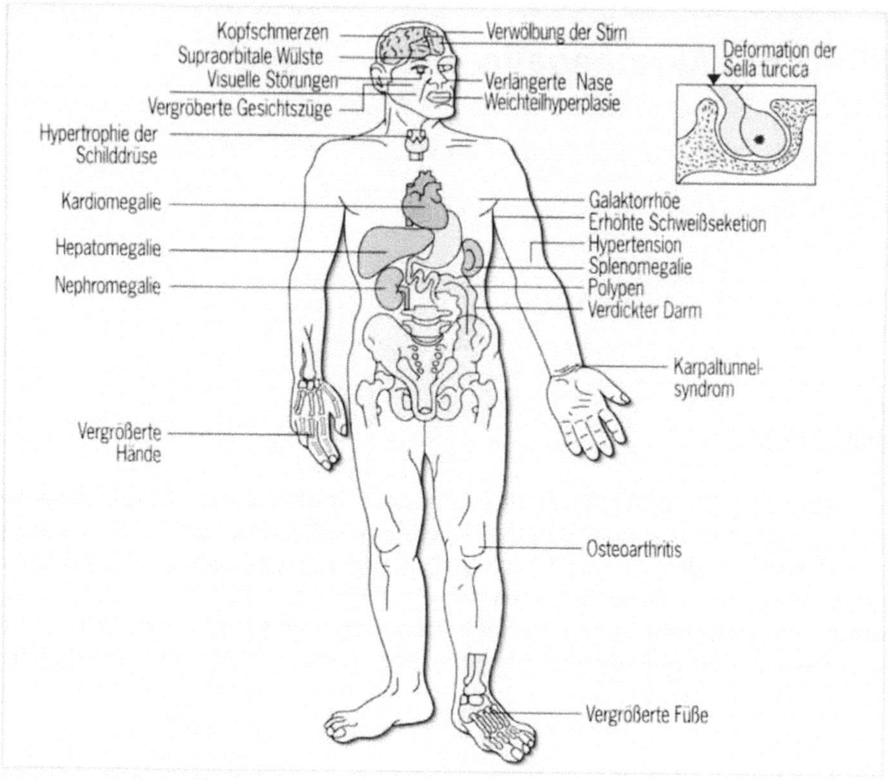

Abb. 4.2. Klinik der Akromegalie

und bei prasellärer Extension zum Chiasmasyndrom mit Gesichtsausfällen führen kann (Abb. 4.3).

Die Stimulation des Knorpelwachstums führt zu der für die Krankheit typischen Vergrößerung der Akren (Abb. 4.2, 4.4 und 4.5, Tabelle 4.1). Die Hände werden größer, der Ehering muss erweitert werden, zunehmende Schuhgrößen werden erforderlich. Es kommt zur Ausbildung supraorbitaler Wülste, zum Wachstum der Nase, zur Zunahme der Kieferknochen, sodass die Zähne auseinander rücken und ggf. Gebisse neu angepasst werden müssen. Die Veränderungen treten in der Regel erst allmählich auf, sodass – obwohl schon typische Stigmata für die Erkrankung erkennbar sind – die Diagnose erst viel später gestellt wird (s. Abb. 4.4).

Auf Grund des Knorpelwachstums im Bereich der Gelenke kommt es zur Erweiterung des Gelenkspalts (Tabelle 4.2) und später über nutritive Störungen zur Knorpeldegeneration. Die akromegale Arthropathie wird bei einem Großteil der Patienten gefunden (Tabelle 4.1). Die von den Patienten angegebenen Kopfschmerzen sind nicht Folge der hypophysären Raumforderung, sondern der GH-induzierten Veränderungen des Schädelknochens mit Ver-

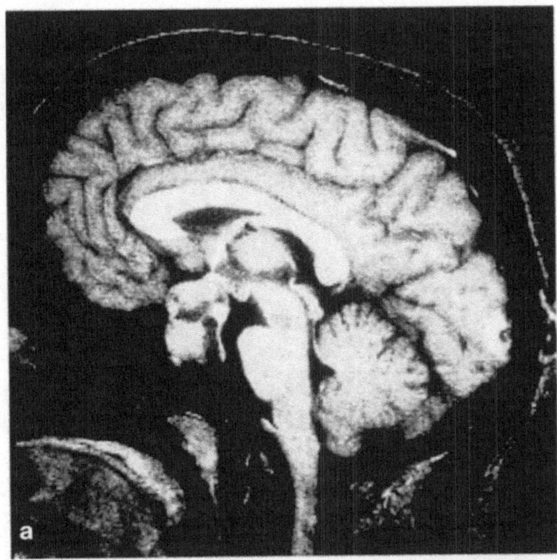

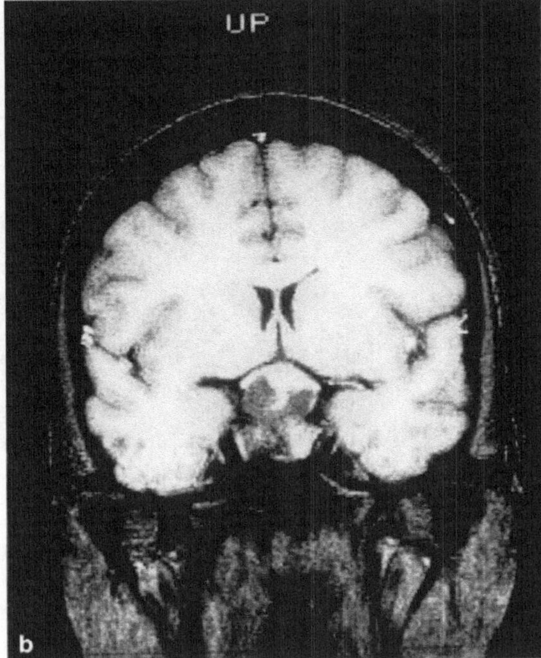

Abb. 4.3a, b. Kernspintomographie in *a* sagittaler und *b* koronarer Projektion eines somatotrophen Tumors. Man sieht die supraselläre Extension, die zur Ausspannung des Chiasmas opticum geführt hat und die Inhomogenität der Signalintensität, die auf fibrotische und zystische Elemente des Tumors hinweist

dickung der Tabula interna, deutlicher Vergrößerung der Stirnhöhle und ausladender Mandibel (Abb. 4.1).

Die Verdickung der Haut bzw. die Vergrößerung der Hautanhangsorgane erklärt die häufig gefundene Schweißneigung und die insgesamt fettig-ölige

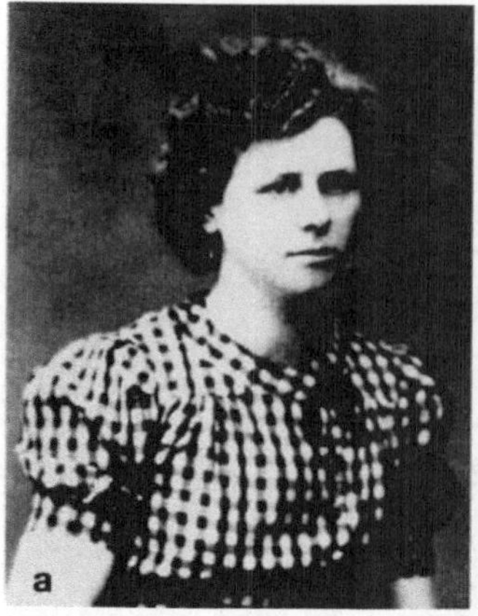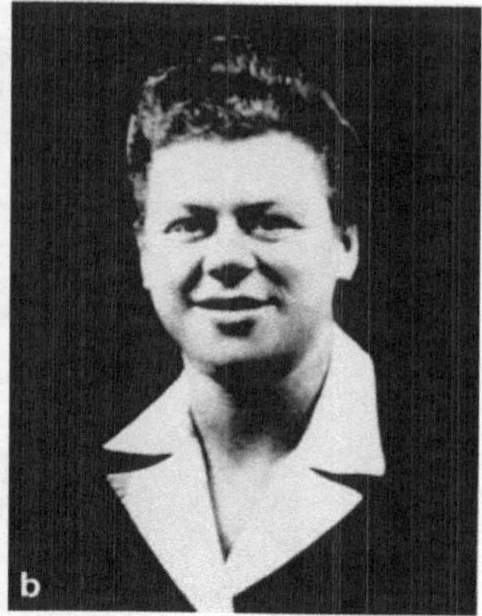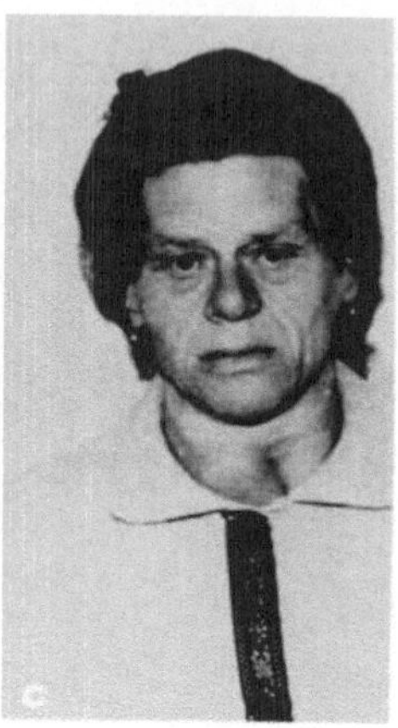

Abb. 4.4a–c. Patientin mit Akromegalie, die sich zwischen 1945 (*a*) und 1947 (*b*) manifestiert haben muss. *c* Die Erkrankung wurde erst 1973 in der endokrinologischen Ambulanz diagnostiziert, die die Patientin wegen einer Struma nodosa aufsuchte

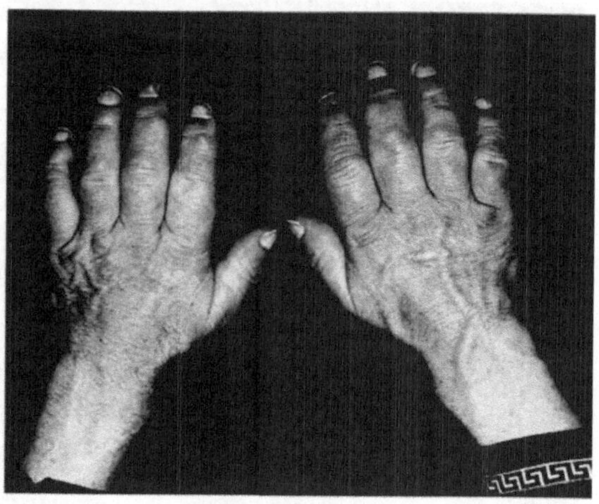

Abb. 4.5. Hände einer akromegalen Patientin. Die Hände sind vergröbert, die Finger wurstähnlich, die Konsistenz teigig, dazu schweißig. Die Venen erscheinen gestaut ('tourniquet sign')

Haut der Patienten (Tabelle 4.3). Die bei Frauen häufig beobachtete Hypertrichosis ist ebenfalls vornehmlich durch die Vergrößerung der Haarfollikel und die daraus resultierende Vergröberung des Haarkleides bedingt.

Häufig findet man bei akromegalen Patienten ein Karpaltunnelsyndrom. Selten ist die schwere, oft therapierefraktäre Kardiomyopathie (Abb. 4.6, Tabelle 4.4); eine einfache Kardiomegalie ist hingegen häufig. »Growth hormone« ist ein diabetogenes Hormon und kann zu Störungen der Glukosetoleranz führen. Kommt es zur Dekompensation der β-Zellen, so resultiert ein manifester Diabetes. Die durch den Tumor bedingte Kompression des HVL kann zum sekundären Hypogonadismus mit Zyklusstörungen bei der Frau

Tabelle 4.1. Symptomatik der Akromegalie

Symptome	Häufigkeit [%][a]
Lokale Effekte des Tumors	
Sellavergrößerung	99
Gesichtsfeldausfälle	20
Kopfschmerzen	70
Photophobie (nicht aufgrund des lokalen Tumoreffekts)	40
Somatische Veränderungen	
Akrenvergrößerung	100
Weichteilschwellung von Händen und Füßen	100
Supraorbitale Wülste	80
Prognathismus und Malokklusion	30
Stimmveränderung	50
Kyphose	50
Parästhesie	60
Karpaltunnelsyndrom	30
Gelenkschmerzen (Arthropathie)	75
Gewichtszunahme	50
Haut	
Hyperhidrosis	80
»skin tags«	35
Fleischig und teigige Hände (»meaty und doughy«)	90
Hypertrichose (Frauen)	70
Acanthosis nigricans	25
Viszeromegalie	
Makroglossie	30
Struma	40
Darm (Analprolaps)	selten
Kolonpolypen	25–50
Prostata (bei jungen Männern keine Symptome)	50
Kardiovaskuläre Symptome	
Linksventrikuläre Hypertrophie	25–50
Hypertonie	25
Schwere Arrhythmie	10
Herzinsuffizienz	10–15
Endokrine Störungen	
Amenorrhoe	50
Libido- und Potenzstörungen (Männer)	45
Galaktorrhoe	
Frauen	40
Männer	<5
Hyperprolaktinämie	35
Verminderte Glukosetoleranz	30
Manifester Diabetes mellitus	5
Beeinträchtigte Nebennieren- und Schilddrüsenfunktion	10
Schlafstörungen	
Schlafapnoe oder Obstruktion der oberen Luftwege während des Schlafs	bis zu 50
Narkolepsie	<5
Psychopathologie	
Verminderte Vitalität und Lethargie	50
Depressionen	30
Fehlende Selbstachtung	35

[a] Die Schätzung der Häufigkeit der Symptome basiert auf den Daten der Publikationen von Ezzat et al. 1993; Lamberts 1998; Molitch 1992; Sacca et al. 1994; von Werder 1974

Tabelle 4.2. Radiologische Befunde bei akromegaler Gelenkerkrankung

- Erweiterung des Gelenkspalts
- Auftreibung der distalen Phalangen ('tufting')
- Verdickte Knochen
- Anguläre Gelenkdeformationen (Zystenbildung)
- Verkalkung und Vergrößerung der costochondralen Gelenke
- Vergrößerung der Wirbelkörper

Tabelle 4.3. Hautmanifestation der Akromegalie

- Weichteilschwellung (»fleischiger und teigiger Handschlag«)
- Vergrößerte Hände (zunehmende Handschuh- und Ringgröße)
- Vergrößerte Füße (zunehmende Schuhgröße)
- Gesichtsschwellung
- Cutis verticis gyrata
- Fettig-ölige Haut (Seborrhoe)
- Vermehrtes Schwitzen (Hyperhidrose)
- Hautfibrome ('skin tags')
- Hypertrichose
- Verdickte Nägel
- Verdickte Venen ('tourniquet sign')
- Acanthosis nigricans (teppichähnliche schwarze Pigmentierung)

und Libido- und Potenzstörungen beim Mann führen. Eine Galaktorrhoe ist nicht nur durch die »Begleithyperprolaktinämie«, sondern gelegentlich auch durch die laktogene Aktivität des »growth hormone« alleine bedingt. Selten wachsen somatotrophe Adenome invasiv in den Hypothalamus ein. Bei

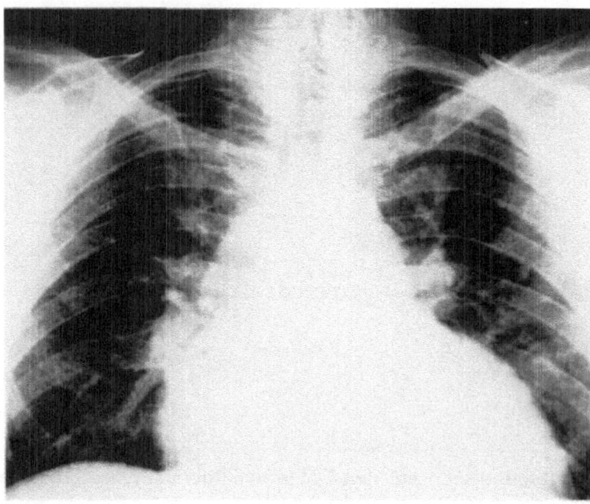

Abb. 4.6. Akromegale Kardiomyopathie. Das Herz ist biventrikulär vergrößert (Kardiomegalie), dazu Zeichen der Linksinsuffizienz mit vergrößerten Hili und pulmonaler Stauung (Kardiomyopathie)

Tabelle 4.4. Kardiale Manifestation der Akromegalie

- Ventrikelhypertrophie
- Mitralklappeninsuffizienz
- Interstitielle Fibrose
- Myokarditis (lymphozytäre Infiltration)
- Ventrikuläre Arrhythmie
- Beeinträchtigte diastolische Füllung
- Reduzierte Belastungstoleranz
- Herzinsuffizienz

200 Fällen mit Akromegalie wurde in keinem Fall ein präoperativer Diabetes insipidus beobachtet.

Die Lebenserwartung akromegaler Patienten ist auf Grund kardiovaskulärer Komplikationen eingeschränkt. Die Rate gastrointestinaler Malignome scheint auch erhöht zu sein.

Akromegale haben eine erhöhte Morbidität und Mortalität.

4.2
Diagnostik

Die Diagnose der Akromegalie wird anhand der erhöhten GH-Spiegel (normal unter 5 µg) gestellt, die nach oraler Glukosegabe (OGTT) nicht unter 1 µg/l supprimierbar sind (Tabelle 4.5). Eine aktive Akromegalie ist ausgeschlossen, wenn ein zufällig bestimmter GH-Spiegel unter 0.4 µg/l liegt bzw. im OGTT auf < 1 µg/l supprimierbar ist und der IGF_1-Spiegel normal ist. Mit dem OGTT wird gleichzeitig die Störung der Kohlenhydratstoffwechsellage aufgedeckt. Dabei werden in der Regel deutlich erhöhte Insulinspiegel gemessen, die den Insulinantagonismus des »growth hormone« dokumentieren. Die Aktivität der Erkrankung lässt sich durch eine einzige IGF-1- oder IGFBP-3-Bestimmung nachweisen (Tabelle 4.5). Eine aktive Akromegalie ist durch deutlich erhöhte IGF-1-Spiegel gekennzeichnet.

Charakteristisch für die Akromegalie ist die Stimulation der GH-Sekretion durch »falsche« Releasinghormone wie TRH und GnRH. Sie können z. T. zu deutlichen GH-Anstiegen führen, die bei Gesunden nicht beobachtet werden (vgl. Abb. 3.3). Das bei Normalpersonen die GH-Sekretion stimulierende GHRH führt bei unbehandelten Patienten mit aktiver Akromegalie in der Regel auch zu einem ausgeprägten Anstieg der GH-Spiegel (Abb. 3.2), der bei Patienten mit Gsp-positiven Adenomen weniger ausgeprägt ist (s. Tabelle 3.3). Bleibt der GH-Anstieg nach GHRH ganz aus, so besteht der

Tabelle 4.5. Endokrinologische Funktionsdiagnostik bei Akromegalie

- Orale Glukosebelastung (OGTT) mit 100 g Glukose, Bestimmung von GH und (fakultativ) Insulin: fehlende Suppression von GH unter 1 µg/l sowie erhöhte Insulinspiegel bei pathologischem BZ-Kurvenverlauf sind typisch für Akromegalie
- IGF-1-Bestimmung (bei aktiver Akromegalie > 300 ng/ml[1]), alternativ, aber nicht zusätzlich, IGFBP-3-Bestimmung (aktive Akromegalie > 5 mg/l)
- TRH- (200-µg-) bzw. GnRH- (100-µg-)Test[2] mit GH-Bestimmung: bei aktiver Akromegalie wird in 70% der Fälle nach TRH, in 20–30% nach GnRH ein inappropriater, z. T. sehr ausgeprägter Anstieg der GH-Spiegel beobachtet (> 100% vom Basalwert)
- GHRH-Bestimmung (zum Ausschluss eines ektopen GHRH-Syndroms[3]), alternativ GH-Bestimmung nach intravenöser Gabe von exogenem GHRH (1 µg/kg KG; hier spricht ein fehlender GH-Anstieg für das ektope GHRH-Syndrom)
- PRL-Bestimmung (Frage: Somatomammotropher Tumor oder Begleithyperprolaktinämie)
- Untersuchung der HVL-Patialfunktionen

[1] Altersadaptierten Normalbereich beachten
[2] TRH- oder GnRH-Test sind für die Diagnosestellung entbehrlich
[3] Bei abgegrenztem Adenom im NMR ist der Ausschluss eines GHRH-Syndrom nicht erforderlich

Verdacht auf ein ektopes GHRH-Syndrom. Der Verdacht auf dieses Krankheitsbild kann durch Messung erhöhter peripherer GHRH-Spiegel bestätigt werden. Komplettiert wird die endokrinologische Diagnostik durch die Abklärung des Sellagebietes mit der Kernspintomographie (vgl. Abb. 4.3 a und b). Wegen der erhöhten Kolonmalignomrate sollte die Indikation zur Koloskopie großzügig gestellt werden.

KAPITEL 5

Therapie

5

5.1
Operation

Die Therapie der Wahl ist die transsphenoidale Resektion des Hypophysenadenoms (Abb. 5.1). Bei sehr großen Adenomen mit supra- und besonders
parasellärer Ausdehnung muss sowohl transsphenoidal als auch transfrontal
operiert werden. Erfahrene Neurochirurgen erreichen eine GH-Normalisie-
rungsrate von etwa 80%, wenn es sich um kleinere Tumoren mit GH-Spiegeln
um 50 µg/l oder darunter handelt (Abb. 5.2). Große, invasive Adenome werden nur in 20% der Fälle durch den chirurgischen Eingriff befriedigend therapiert (Tabelle 5.1). Die in der Literatur angeführten Heilungsraten (»cure
rates«) differieren nicht zuletzt wegen der unterschiedlichen Kriterien, die

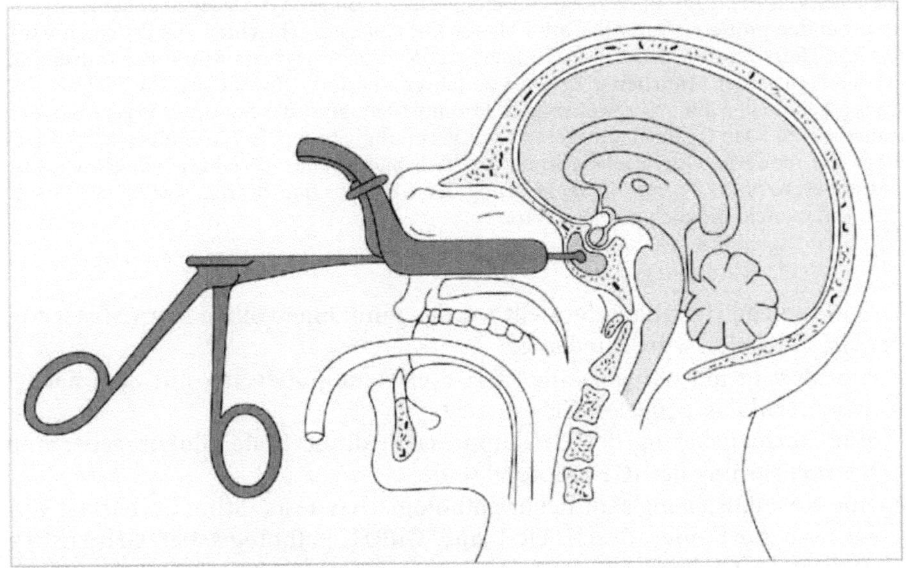

Abb. 5.1. Transsphenoidale Operation

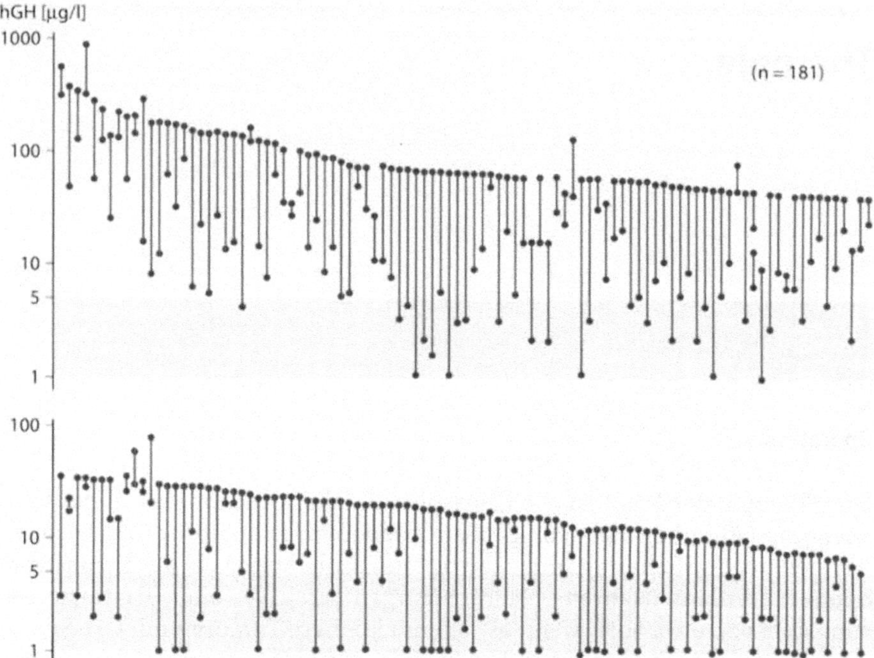

Abb. 5.2. Prä- und postoperative GH-Spiegel bei 181 Akromegaliepatienten, die zum Großteil transsphenoidal operiert wurden; einige wenige mit großen Tumoren wurden auch
transfrontal/transsphenoidal operiert. Die postoperative Blutabnahme erfolgte 6 Wochen
bis 6 Monate nach dem chirurgischen Eingriff. Man sieht deutlich, dass bei präoperativen
GH-Spiegeln unter 50 µg/l die Absenkung der GH-Spiegel in den sicheren Bereich (»safe
GH-levels«) unter 5 µg/l in der Regel durch die Operation gelingt. Dagegen sind die Ergebnisse bei den größeren Tumoren mit höheren GH-Spiegeln schlechter. Die Patienten wurden von Herrn Professor Dr. R. Fahlbusch, jetzt Neurochirurgische Klinik der Universität
Erlangen, in seiner Münchener Zeit vor 20 Jahren operiert. Obwohl sich die Technik des
transsphenoidalen Eingriffs weiter perfektioniert hat, sind die heutigen Ergebnisse der
transsphenoidalen Operation insgesamt nur geringfügig besser. In Einzelfällen kann allerdings die moderne Operationstechnik, die auch bildgebende Verfahren mit einschliesst
(intraoperatives MRT), zur Normalisierung der GH-Sekretion führen, was früher in solchen Fällen nicht möglich gewesen wäre

für eine solche Heilung aufgestellt worden sind. Eine völlige Normalisierung
der GH-Sekretion würde bedeuten:
- eine Restitution der pulsatilen GH-Freisetzung über Tag mit dem nächt-
  lichen, schlafassoziierten GH-Anstieg,
- eine Normalisierung der GH-Suppression durch orale Glukosegabe, eine
  Normalisierung der IGF-1-Spiegel und
- eine Normalisierung sämtlicher pathologischer Tests (Stimulierbarkeit von
  »growth hormone« durch TRH und GnRH, pathologischer GH-Anstieg
  nach oraler Glukosegabe etc.).

Tabelle 5.1. Therapie der Akromegalie: Remissionsraten (GH < 5 µg/l; »safe GH levels«) nach primärer transphenoidaler Operation, 1979–1999

Autor	Jahr	Patienten	GH< 5 µg/l [%]
Hardy u. Somma	1979	71	79*
Teasdale et al.	1982	26	46
Quabbe	1982	152	55
Laws et al.	1982	86	62
von Werder et al.	1984	181	57
Grisoli et al.	1985	60	60
Ross u. Wilson	1988	117	51
Landolt et al.	1988	118	70
Losa et al.	1989	29	66
Fahlbusch et al.	1992	222	71
Landolt et al.	1994	254	62
Laws	1994	54	73
Buchfelder u. Fahlbusch	1999	die letzten 200	~75

* ausschließlich Mikroadenome

Würden diese strengen Kriterien angelegt, so könnte nur ein kleiner Teil der Akromegalen postoperativ als normalisiert klassifiziert werden. Deshalb sprechen viele Autoren von sicheren (»safe«) GH-Spiegeln. Die GH-Sekretion ist zwar nicht völlig normalisiert, aber doch so weit abgesenkt, dass die IGF-1-Spiegel in den Normbereich abgefallen sind und die Klinik sich zurückgebildet hat. Nur wenn dies der Fall ist, darf man sich mit dem operativen Ergebnis zufriedengeben. Denn die Persistenz der aktiven Akromegalie hat eine erhöhte Mortalität auf Grund kardiovaskulärer und zerebrovaskulärer Erkrankungen zur Folge (s. oben).

Eine normal supprimierbare GH-Sekretion durch Glukose, die einen normalisierten IGF-1-Spiegel miteinschließt, stellt in jedem Fall ein befriedigendes postoperatives Ergebnis dar (Abb. 5.3).

Abb. 5.3. Korrelation zwischen postoperativem IGF-1- und glukosesupprimiertem GH-Spiegel bei 29 transsphenoidal operierten Akromegalen. Die Patienten mit GH-Spiegeln unter 1 µg/l 60 min nach 100 mg Glukose per os haben auch normalisierte IGF-1-Spiegel. Auf der anderen Seite haben nur Patienten mit völlig normalem IGF-1-Spiegel auch einen regelrecht glukosesupprimierbaren GH-Spiegel. Zwei Patienten mit IGF-1-Spiegeln im obersten Normbereich bzw. knapp oberhalb der Norm haben GH-Spiegel nach Glukose, die bei 2,3 bzw. bei 3,4 µg/l liegen (Losa et al. 1989)

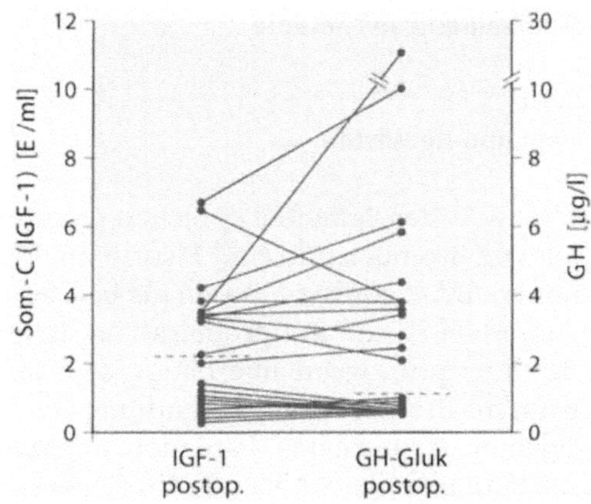

5.2
Bestrahlung

Eine primäre Hypophysenbestrahlung zur Behandlung der Akromegalie wird jetzt kaum noch durchgeführt. Sie kann alternativ zum chirurgischen Eingriff insbesondere bei intrasellären Tumoren mit erhöhtem Operationsrisiko gelegentlich indiziert sein. In der Regel erfolgt die Radiatio nach einer nicht zur Remission führenden Operation. Dabei sollte die Gabe von 46 Gy nicht überschritten und die von modernen Strahlenquellen generierte Bestrahlung über mehrere Ports der Hypophysenregion zugeführt werden. Um eine unnötige Bestrahlung anderer vitaler Hirnstrukturen zu vermeiden, sollten die Patienten in jedem Fall individualisierte Masken tragen. Die Bestrahlungstherapie sollte fraktioniert in 1.4–1.6 Gy-Dosen durchgeführt und nur in erfahrenen Strahlenkliniken vorgenommen werden.

Nach adäquater Hypophysenbestrahlung kommt es frühestens innerhalb eines halben Jahres zu einem messbaren Abfall der GH-Spiegel. Mit einer völligen Normalisierung ist allerdings erst im Verlauf von mehreren Jahren zu rechnen. Aus diesem Grund werden die Patienten nach Abschluss der Bestrahlung in der Regel mit Somatostatinanaloga behandelt. Die normalen GH-Spiegel sind dann häufig mit einer bestrahlungsinduzierten HVL-Insuffizienz vergesellschaftet. Eine regelmäßige endokrinologische Nachuntersuchung ist deshalb über Jahrzehnte erforderlich, um eine substitutionsbedürftige HVL-Insuffizienz rechtzeitig zu erkennen.

Eine besondere Form der Radiotherapie stellt die Radiochirurgie dar (»gamma knife«), mit der sehr hohe Strahlendosen (150 Gy) in meist einer Sitzung gezielt an den Tumor herangebracht werden können. Zur Zeit ist die Effektivität der radiochirurgischen Therapie wegen der noch kurzen Beobachtungszeit nicht sicher zu beurteilen.

5.3
Medikamentöse Therapie

5.3.1
Dopamin-Agonisten

Etwa 25% der Patienten sprechen paradox auf eine Therapie mit DA-Agonisten wie Bromocriptin und Lisurid an. Bei Akromegalen müssen in der Regel höhere DA-Agonisten-Dosen als bei der Hyperprolaktinämie eingesetzt werden. Auch ist der antiproliferative Effekt auf somatotrophe Adenome durch Bromocriptin, wenn überhaupt, sehr schwach ausgeprägt. Deshalb ist eine primäre Bromocriptin-Behandlung im Gegensatz zum Prolaktinom nur bei solchen akromegalen Patienten angezeigt, die sich in einem inoperablen Zustand befinden (Abb. 5.4). Im Gegensatz zu dem Verhalten der PRL-Spiegel

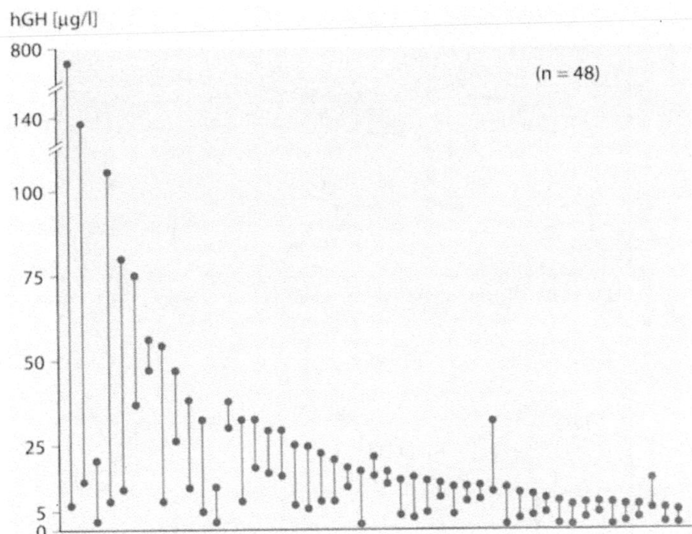

Abb. 5.4. Bromocriptin-Therapie der Akromegalie. In der Abbildung sind die individuellen prätherapeutischen GH-Spiegel und die unter Therapie mit unterschiedlichen Bromocriptin-Dosen (2,5–60 mg pro Tag) aufgezeigt. Im Gegensatz zur Operation (s. Abb. 5.2) wird das Ansprechen auf Bromocriptin durch die Höhe der Ausgangsspiegel nicht beeinflusst

bei Prolaktinompatienten, die mit DA-Agonisten behandelt wurden, kommt es bei auch über lange Zeit erfolgreich behandelten Akromegalen nach Absetzen der DA-Agonisten sofort zu einem Wiederanstieg der GH-Spiegel auf den Ausgangswert. Wenn eine medikamentöse Therapie der Akromegalie geplant ist, sollte allerdings doch zuerst ein Therapieversuch mit DA-Agonisten erfolgen. Im Gegensatz zu den Somatostatinanaloga können sie in Tablettenform eingenommen werden und sind auch erheblich billiger. Erweisen sie sich nach etwa 2–3 Wochen, in denen die Dosis langsam auf das erwünschte Niveau gesteigert werden kann, als wirkungslos, so können sie abgesetzt werden. Es scheint, dass die DA-Agonisten der 2. Generation, Quinagolid und Cabergolin, dem Bromocriptin im Hinblick auf die Senkung der GH-Spiegel überlegen sind. In jedem Fall sind sie besser verträglich. Bei partieller Wirksamkeit empfiehlt sich die Kombination mit Somatostatinanaloga.

5.3.2
Medikamentöse Therapie mit Somatostatinanaloga

Octreotide und Lanreotide stellen mittlerweile eine besonders wirkungsvolle Therapieform dar. Hauptindikation für Somatostatinanaloga oder Somatostatinrezeptorliganden (SRL) ist die postoperativ persistierend aktive

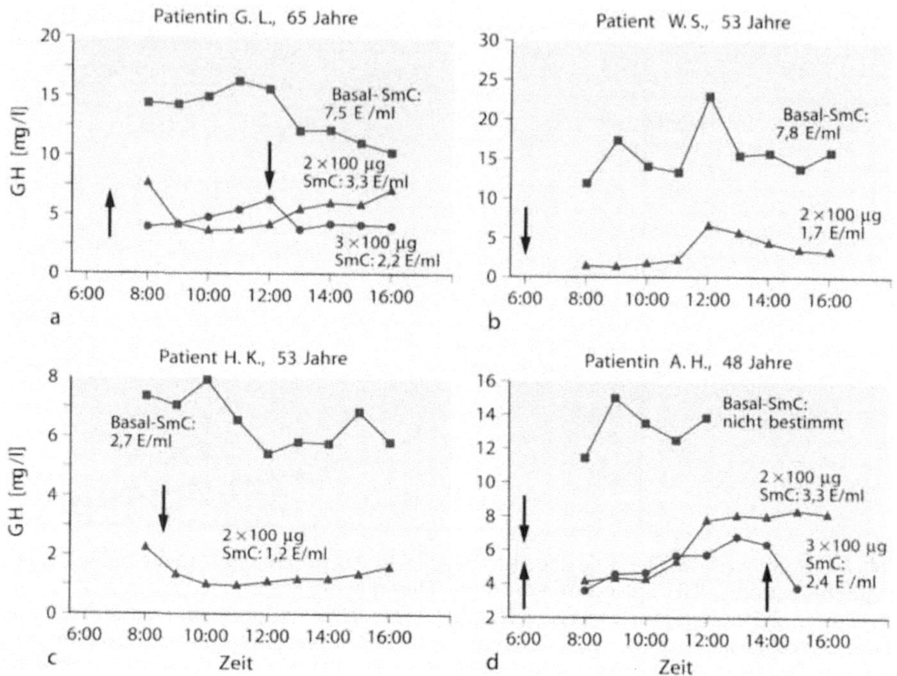

Abb. 5.5. Einfluss einer Langzeitbehandlung mit Octreotide (2–3 x 100 µg s.c./Tag) auf die GH-Spiegel und SmC- (IGF-1-)Spiegel bei 4 Patienten, die postoperativ – nach vorausgegangener Bestrahlung und unter DA-Agonisten-Therapie – immer noch erhöhte GH-Spiegel aufwiesen. In diesen Fällen ließen sich die GH-Sekretion und die IGF-1 Spiegel normalisieren

Akromegalie. In Einzelfällen sind die SRL auch eine echte Alternative zur transsphenoidalen Operation. Insbesondere gegenüber anderen Therapien resistente Patienten lassen sich häufig noch mit Octreotide (Sandostatin) behandeln, das entweder 2-mal bis 3-mal pro Tag s.c. (Abb. 5.5) oder als Depotpräparat einmal im Monat (Sandostatin LAR) intramuskulär verabreicht wird. Octreotide führt bei geeigneten Patienten nicht nur zu einem Abfall der GH-Spiegel, sondern auch zu einer Tumorschrumpfung, die aber in ihrem Ausmaß nicht vergleichbar ist mit der Prolaktinomschrumpfung unter DA-Agonisten-Therapie (Abb. 5.6, 5.9).

Nicht alle Patienten sprechen auf eine Therapie mit Octreotide an. Nur die Tumoren, die die Somatostatinrezeptoren 2 und 5 (SSR2 und SSR5) exprimieren, können auf Octreotide und Lanreotide ansprechen. Da Octreotide und auch Lanreotide eine besondere Affinität zum SSR2, weniger zum SSR5 haben, sprechen die Patienten, die vornehmlich den Subtyp 5 des Somatostatinrezeptors exprimieren, weniger gut auf die bis jetzt vorhandenen Somatostatinanaloga an. Der akute GH-Abfall nach einmaliger Gabe von 50 µg

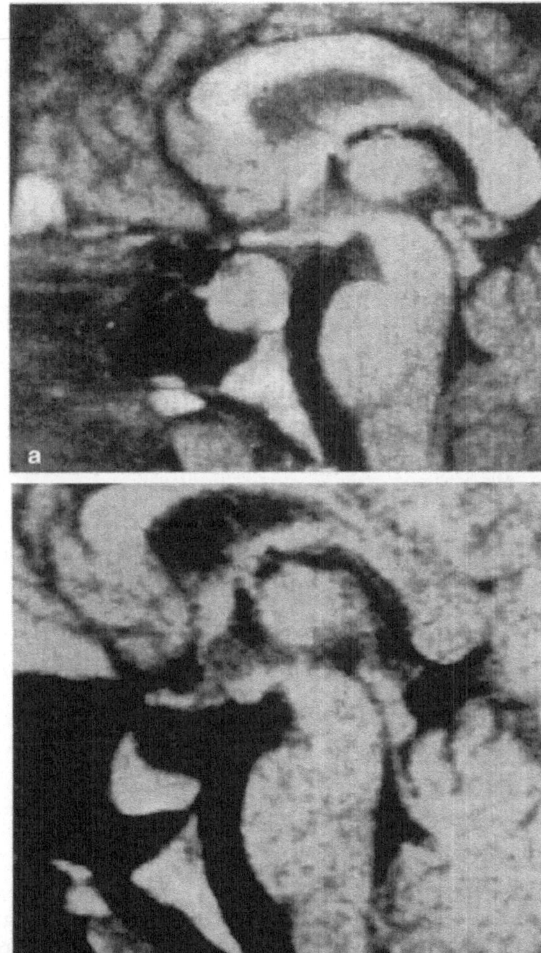

Abb. 5.6a, b. Tumorschrumpfung unter Octreotid-Therapie bei einem Patienten mit Akromegalie. **a** Vor der Behandlung; **b** 3-mal 100 µg Octreotid s.c. täglich führten in diesem Fall sowohl zu einer Normalisierung der GH-Spiegel als auch zu einer Schrumpfung des suprasellär extendierenden Adenoms

Octreotide (Abb. 5.7) ist ein brauchbarer Hinweis für die Effektivität der Langzeittherapie (Abb. 5.8).

Vor einer Langzeitbehandlung mit Octreotide sollte der akute Effekt des Somatostatinanalogons auf die GH-Spiegel dokumentiert werden.

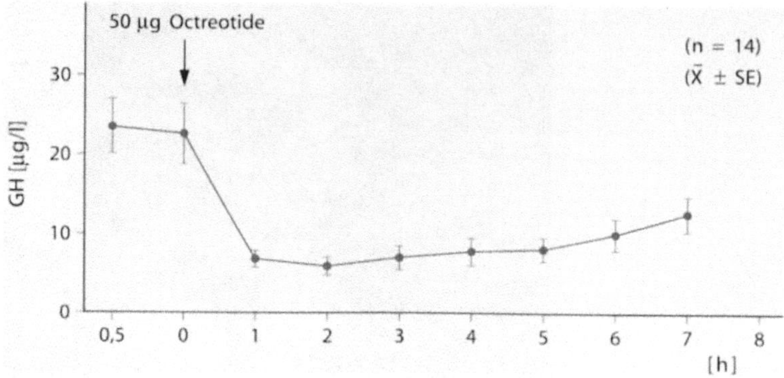

Abb. 5.7. Akuter Abfall der GH-Spiegel nach einmaliger Gabe von 50 µg Octreotide s.c.

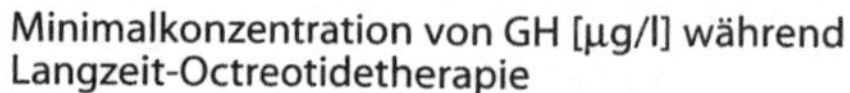

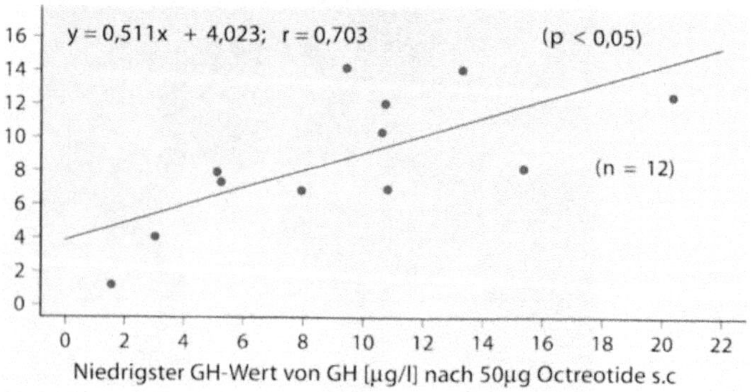

Abb. 5.8. Korrelation der Effektivität der GH-Suppression nach akuter Gabe (s. Abb. 5.7) und Langzeittherapie. Diese Befunde zeigen, dass aufgrund einer akuten Suppression der GH-Spiegel auf eine effektive Langzeittherapie geschlossen werden kann

Von Octreotide gibt es eine lang wirksame, i.m.-applizierbare Depotpräparation (Sandostatin LAR). Die Gabe von 10, 20 oder 30 mg alle 4 Wochen führt noch effektiver zur Normalisierung der GH-Sekretion als die Applikation von 3-mal 100 µg täglich. Die Therapie mit Sandostatin LAR i.m. ist der täglichen mehrfachen subkutanen Gabe von Sandostatin auch deutlich überlegen, was Bequemlichkeit und Akzeptanz durch den Patienten betrifft. Sandostatin LAR monatlich ist auch der vierzehntäglichen Gabe der Depotform von Lanreotide im Hinblick auf Senkung der GH- und IGF-1-Spiegel überlegen. Auch die Sandostatin-LAR-Therapie führt zu einer zum Teil sehr eindrucksvollen Tumorschrumpfung (Abb. 5.9).

Die Somatostatinanaloga wirken nicht nur hemmend auf die GH-Sekretion, sondern auch auf die Freisetzung gastrointestinaler Hormone bzw.

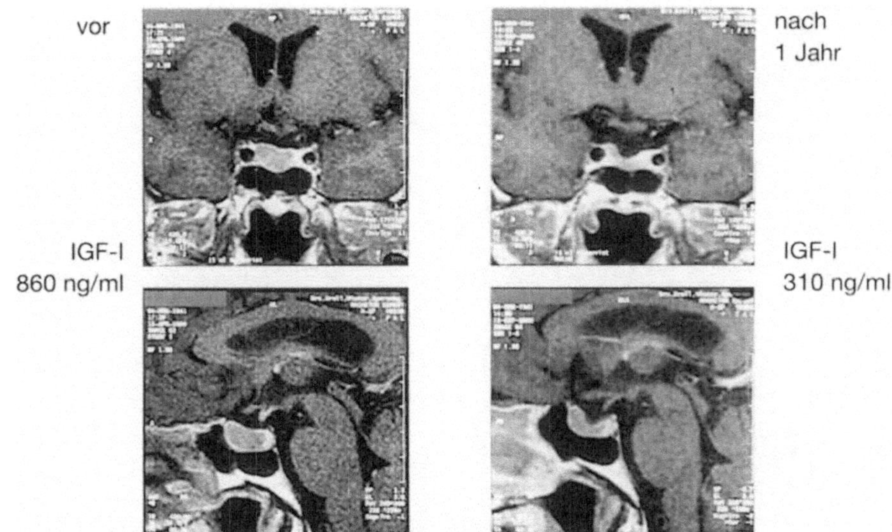

Abb. 5.9. Primärbehandlung einer aktiven Akromegalie mit Sandostatin LAR bei einem 60-jährigen Mann. Unter der Therapie mit 30 mg Sandostatin LAR pro Monat kommt es zu einer Normalisierung der Wachstumshormonsekretion und zu einem befriedigenden Abfall der IGF-1-Spiegel sowie zu einer Verkleinerung des Mikroadenoms, das nach einjähriger Therapie sowohl in der koronaren als auch in der sagittalen Projektion eine Exkavation aufweist

können deren biologische Wirkung hemmen. Das Auftreten von Gallensteinen wegen der Hemmung der Gallenblasenmotilität kann ein Problem werden. Hier sind sonographische Kontrollen und evtl. Gegenmaßnahmen (Therapie mit Gallensäuren) erforderlich. Ebenfalls sind chronische Gastritiden sowie eine verminderte Vitamin-B_{12}-Resorption beschrieben worden. In Einzelfällen kommt es auch zu Steatorrhoen, die selten zum Absetzen zwingen.

Eine besondere Indikation für Somatostatinanaloga ist das ektope GHRH-Syndrom, das wegen des ausgedehnten Tumorleidens – häufig handelt es sich um maligne Karzinoide, die schon in die Leber metastasiert haben (s. Abb. 5.10 u. 5.11) – chirurgisch nicht geheilt werden kann. Die Therapie mit Somatostatinanaloga ist in diesen Fällen so effektiv, weil nicht nur die hypophysäre GH-Sekretion, sondern auch die GHRH-Sekretion aus dem Tumor durch Somatostatin unterdrückt wird (Abb. 5.10). Sowohl die somatotrophe HVL-Zelle als auch die Karzinoidzelle exprimieren Somatostatinrezeptoren. Durch die Somatostatinrezeptorszintigraphie (Octreoscan) kann die Ausdehnung des Tumorleidens vor Beginn einer Behandlung dokumentiert werden.

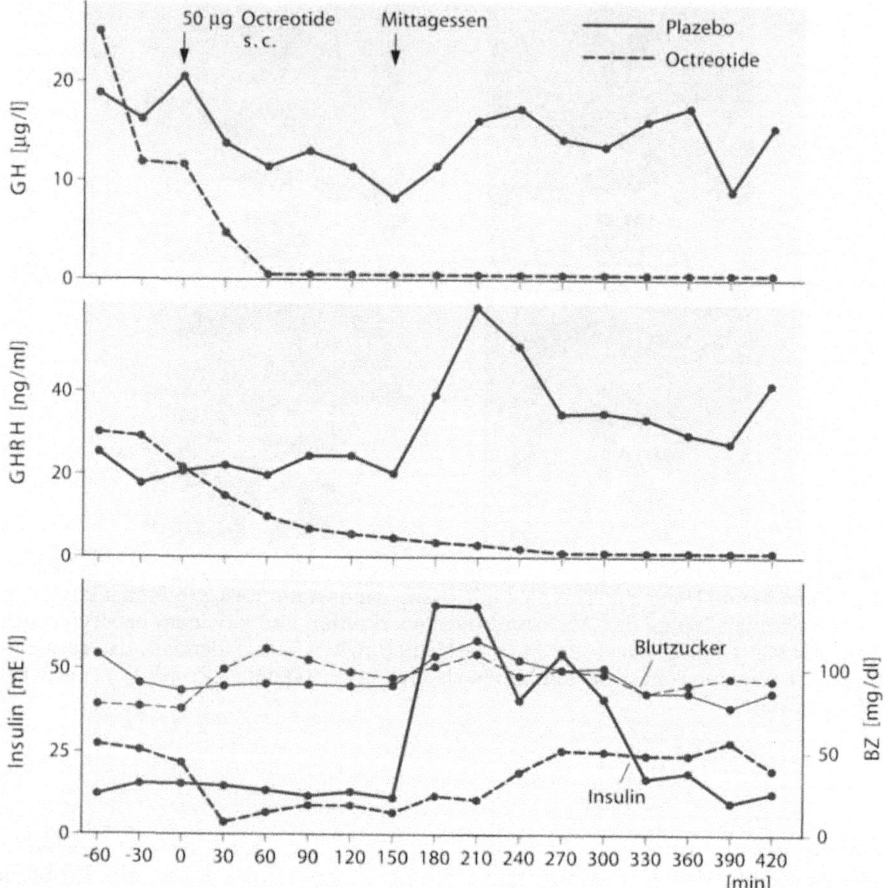

Abb. 5.10. GHRH-om. Akuter Effekt von 50 µg Octreotide s.c. auf GH-, GHRH-, Insulin- und Blutzuckerspiegel. Nach GHRH kommt es zu einer Suppression der auch nach der initialen Hypophysenoperation immer noch erhöhten GH-Spiegel und GHRH-Spiegel. Der postprandiale Insulinanstieg wird ebenfalls unterdrückt, wobei sich die Blutzucker im gleichen Bereich wie beim Kontrolltag bewegen. Dies ist auf die gleichzeitige Suppression des insulinantagonostischen GH zurückzuführen

In Einzelfällen scheint auch das Tumorwachstum durch Octreotide zum Stillstand zu kommen. In jedem Fall wird Zeit gewonnen im Hinblick auf aufwendige Therapieverfahren, wie z. B. Lebertransplantation bei in die Leber metastasierenden Karzinoiden (Abb. 5.11).

Inwieweit eine präoperative Octreotid-Therapie zur Verbesserung der transsphenoidalen Operationsergebnisse sinnvoll ist – vergleichbar der DA-Agonisten-Therapie bei Prolaktinomen –, ist noch nicht geklärt.

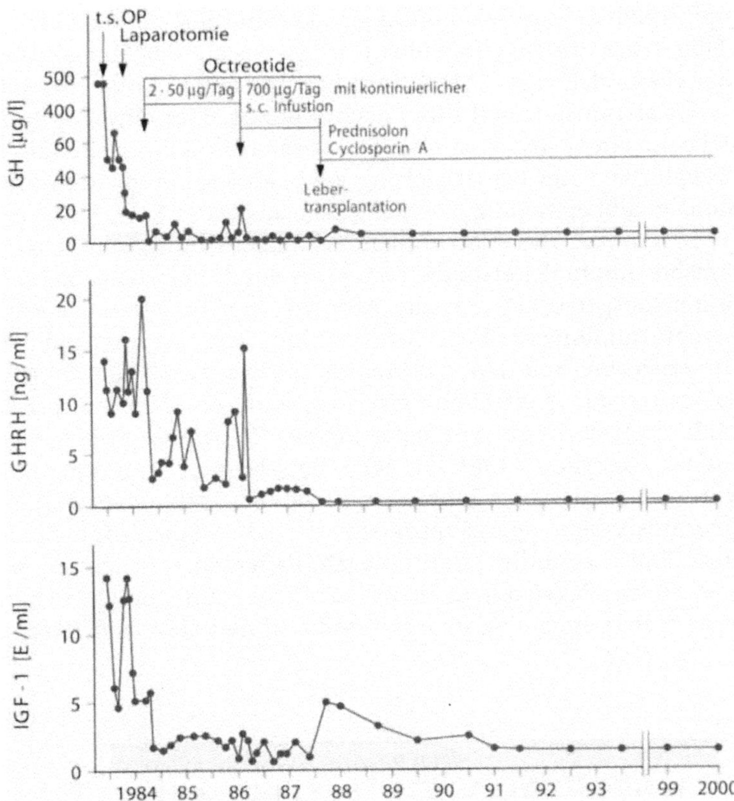

Abb. 5.11. GHRH-om-Langzeittherapie. Die 14-jährige Patientin wurde erst unter dem Aspekt eines suprasellär extendierenden Hypophysenadenoms transsphenoidal operiert, im Anschluss daran wurde die Diagnose einer ektopen GHRH-Produktion gestellt und die Patientin laparotomiert. Nach Entfernung des Primärtumors wurde die Patientin mit Octreotide, zuerst 2-mal 50 µg pro Tag, dann 700 µg pro Tag in Form einer kontinuierlichen Infusion therapiert. Dies führte zu einer Suppression der GH-Spiegel und einer – allerdings nicht vollständigen – Suppression der GHRH-Spiegel. Die IGF-1-Spiegel lagen seit Therapiebeginn im Normbereich, die Patientin ist keinen Zentimeter mehr gewachsen. 4 Jahre nach Octreotid-Therapie ist die Patientin elektiv orthotop lebertransplantiert worden. Dadurch wurde die GHRH-Quelle entfernt, GHRH war seither nicht mehr nachweisbar, die GH-Sekretion hat sich ebenfalls völlig normalisiert und ist auch 12 Jahre nach der Lebertransplantation nicht zu beanstanden

5.3.3
Therapie mit GH-Antagonisten

Im Gegensatz zu den tumorablativen (Operation und Bestrahlung) und sekretionshemmenden (Dopaminagonisten und Somatostatinanaloga) Therapieverfahren zur Behandlung der Akromegalie ist in den letzten Jahren ein völlig neues Prinzip eingeführt worden, das auf der Antagonisierung des biologischen Effektes von Wachstumshormon am Zielorgan beruht.

Wachstumshormon führt nach Bindung über eine bestimmte Bindungsstelle an einen Rezeptor und eine zweite Bindungsstelle an einen weiteren Rezeptor zu einer Dimerisierung der beiden Rezeptormoleküle, was die Hormonsignalübertragung in der Zielzelle auslöst (s. S. 14, Abb. 5.12).

In Kenntnis dieser Strukturfunktionsbeziehung wurden an einem Wachstumshormonmolekül an der Rezeptorinteraktionsstelle 1 acht von 30 Aminosäuren ausgetauscht, um die Affinität zum Rezeptor zu erhöhen. An der Rezeptorbindungsstelle 2 wurde eine Veränderung induziert, die eine Dimerisierung mit dem 2. Rezeptor erschwert bzw. unmöglich macht. Diese Substanz, ein gentechnologisch verändertes Wachstumshormonmolekül (Abb. 5.13), wurde zur Verlängerung der Halbwertszeit mit Polyäthylenglykol besetzt (pegyliert) und hat jetzt den Namen Pegvisomant. Pegvisomant wurde erstmals vor 3 Jahren an gesunden Probanden eingesetzt, wo es zu einer dosisabhängigen Suppression der IGF-1-Spiegel führte. 1998 wurden in einer Phase-2-Studie 46 akromegale Patienten für mehrere Wochen mit 30 bzw. 80 mg Pegvisomant in wöchentlichen Injektionen behandelt. Mittlerweile wurde auch eine Phase-3-Studie in den USA und Europa an mehr als

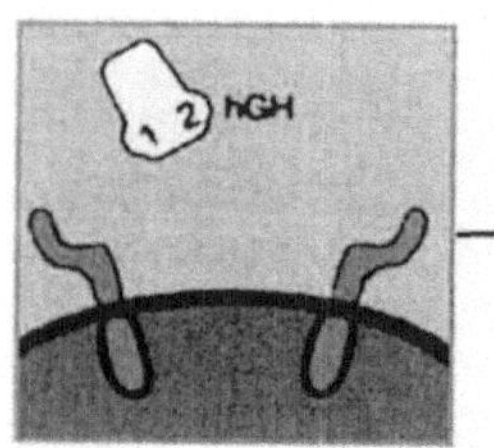

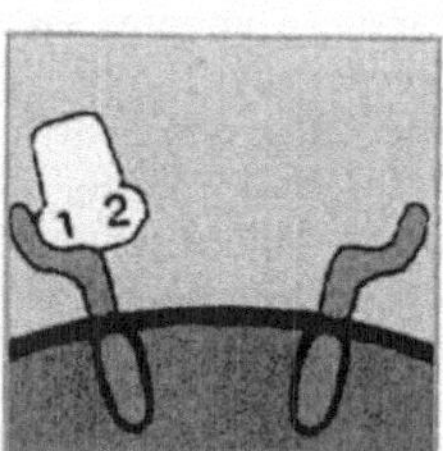

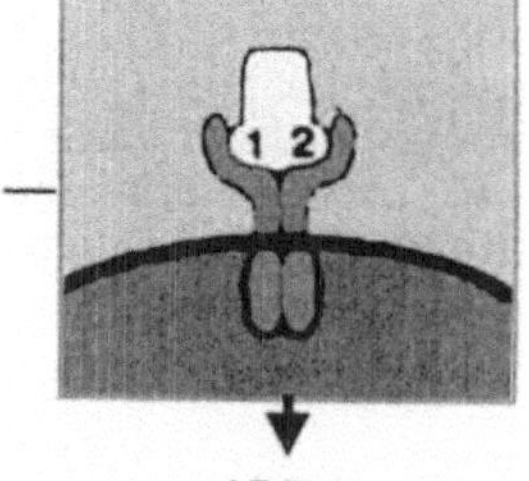

hGH: 2 Rezeptorbindestellen:
je 1 für 1 GH Rezeptor

hGH: 2 Rezeptorbindestellen:
je 1 für 1 GH Rezeptor

Abb. 5.12. Schematische Darstellung des GH-Wirkungsmechanismus. Wachstumshormon bindet mit der Rezeptorbindungsstelle 1 an die extrazelluläre Domäne des einen Rezeptors und mit der Rezeptorbindungsstelle 2 an den zweiten Rezeptor. Die daraus resultierende Dimerisierung führt zur Aktivierung des Rezeptors und Signaltransduktion (nach Parkinson und Trainer, 1999)

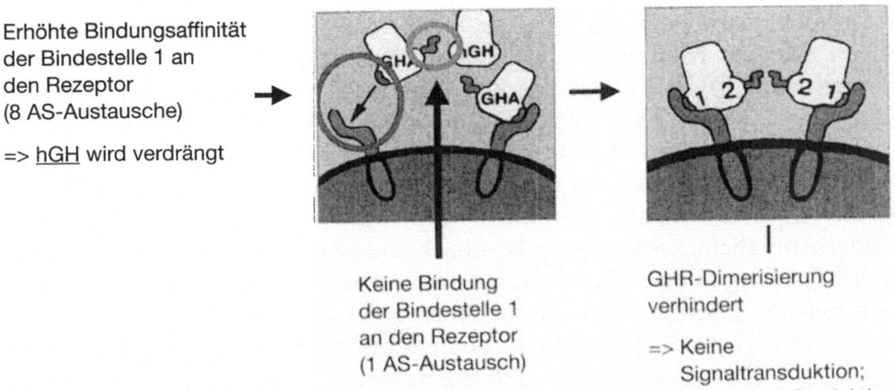

Abb. 5.13. Schematische Darstellung der Wirkungsweise des GH-Antagonisten. Hier erfolgt eine besonders feste Bindung über die Bindungsstelle 1 an den einen Rezeptor. Die Bindungsstelle 2, die den zweiten Rezeptor binden und damit zur Dimerisierung führen sollte, ist so modifiziert, dass die Bindung nicht stattfinden kann. Wird die Dosis dieses modifizierten Wachstumshormons (= Pegvisomant) so gewählt, dass alle verfügbaren Rezeptoren abgesättigt sind, wird die Dimerisierung des GH-Rezeptors komplett verhindert, die Signaltransduktion findet nicht statt und die IGF-1-Spiegel fallen ab (nach Parkinson und Trainer, 1999)

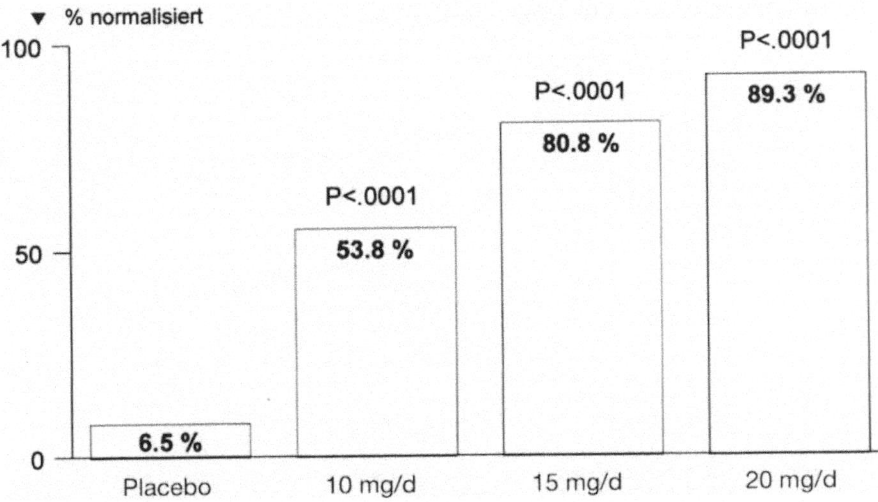

Abb. 5.14. Ergebnisse der Pegvisomant-Therapie von 112 Patienten mit noch aktiver Akromegalie. Die Patienten wurden in unterschiedlichen Dosierungen, d. h. mit 10, 15 und 20 mg Pegvisomant pro Tag subkutan therapiert, was zu einer zunehmenden Normalisierungsrate der erhöhten IGF-1-Ausgangsspiegel führte. Im Gegensatz zu allen anderen Therapieverfahren kann der Wachstumshormonspiegel zur Beurteilung der Therapie hier nicht herangezogen werden. Etwa die Hälfte der Patienten unter Pegvisomant-Therapie waren zuvor bestrahlt worden. (Modifiziert aus Trainer et al. 1999)

100 akromegalen Patienten durchgeführt und abgeschlossen. Die Ergebnisse zeigen, dass mit Hilfe von Pegvisomant in nahezu 100% der Fälle die IGF-1-Spiegel normalisiert werden konnten (Abb. 5.14). Allerdings waren 50% der Fälle schon operiert bzw. vorbestrahlt. Darüber hinaus sind die Wachstumshormonspiegel in Einzelfällen unter der Therapie erheblich angestiegen. Da die Pegvisomant-Therapie die einzige Therapie der Akromegalie darstellt, bei der der wachstumshormonproduzierende Tumor nicht nur nicht behandelt, sondern möglicherweise durch Feedbackenthemmung stimuliert wird, sind die Langzeitergebnisse abzuwarten. Es ist nicht auszuschließen, dass analog dem Nelson-Syndrom, das sich nach bilateraler Adrenalektomie von Patienten mit ACTH-produzierenden Hypophysentumoren entwickeln kann, eine solche Situation auch bei den mit Pegvisomant behandelten Akromegalen auftritt. So ist ein Fall kürzlich beschrieben worden, bei dem der Tumor unter Pegvisomanttherapie deutlich an Volumen zugenommen hatte, was zu Gesichtsfelddefekten geführt hatte, die sich unter gleichzeitiger Therapie mit Octreotide wieder zurückgebildet hatten.

Zweifelsfrei ist Pegvisomant – jetzt noch eine experimentelle Therapie – ein äußerst interessanter Ansatzpunkt. Vorstellbar ist insbesondere der Einsatz von Pegvisomant zusammen mit Somatostatinanaloga bei den Patienten, bei denen durch Somatostatinanaloga allein die IGF-1-Spiegel nicht völlig normalisiert werden konnten. Gleichzeitig käme in diesem Fall der protektive Effekt von Octreotide auf das möglicherweise durch Pegvisomant begünstigte Tumorwachstum zum Tragen (s. oben).

KAPITEL 6

Ausblick 6

Die Akromegalie ist mit ihrer Inzidenz von 3 und Prävalenz von etwa 60 Patienten pro einer Million eine seltene Erkrankung. Seltene Erkrankungen werden häufig erst in fortgeschrittenem Stadium oder überhaupt nicht diagnostiziert, da der einzelne Arzt wegen der Seltenheit der Erkrankung, meist auch weil ihm ein Patient mit Akromegalie nie zuvor begegnet ist, überhaupt nicht an die Diagnose denkt. Dazu kommt, dass die phänotypischen akromegalen Veränderungen sehr allmählich eintreten, was dem den Patienten in kürzeren Abständen behandelnden Hausarzt nicht auffällt. Typisch ist, dass die Praxisvertretung, der neue unbefangene Praxisassistent – dann im allerdings schon fortgeschrittenen Stadium – die Blickdiagnose stellt, die darauffolgend durch die endokrinologische Funktionsdiagnostik bestätigt wird.

Leider ist die Latenz zwischen den ersten akromegaliespezifischen Symptomen und der Diagnosestellung in den letzten Jahren nicht zurückgegangen, sondern beträgt immer noch 6–8 Jahre. Da die Akromegalie nicht vornehmlich ein kosmetisches Problem darstellt, sondern auf Grund der Gelenkbeteiligung und der assoziierten Herz-Kreislauf-Pathologie zu vermehrtem Leiden und zu einer deutlichen Verkürzung der Lebenserwartung führt, was nur durch die Frühdiagnose verhindert werden kann, muss hier Abhilfe geschaffen werden. Die Ärzte müssen darauf hingewiesen werden, dass die langsam auftretende Vergrößerung der Gesichtszüge schon ein Zeichen der fortgeschrittenen Akromegalie ist und dass man auch an die Krankheit denken sollte, wenn die Patienten entweder stark schwitzen oder ein Karpaltunnelsyndrom haben. Eine Wachstumshormon- und IGF-1-Bestimmung, umsonst getätigt, ist kein Unglück, ein ungehindertes Fortschreiten einer aktiven Akromegalie kann für den Betroffenen hingegen eine Katastrophe sein.

Eine Frühdiagnostik ist auch deshalb so wichtig, weil die therapeutischen Ergebnisse, d.h. die transsphenoidale Entfernung des somatotrophen Adenoms, besonders erfolgreich ist, wenn der Tumor noch klein und die Wachstumshormonspiegel unter 50 µg/l liegen. Die Perfektion der neurochirurgischen Technik an den Zentren, in denen die transsphenoidale Hypophysenchirurgie regelmäßig durchgeführt wird, sowie die technischen Hilfs-

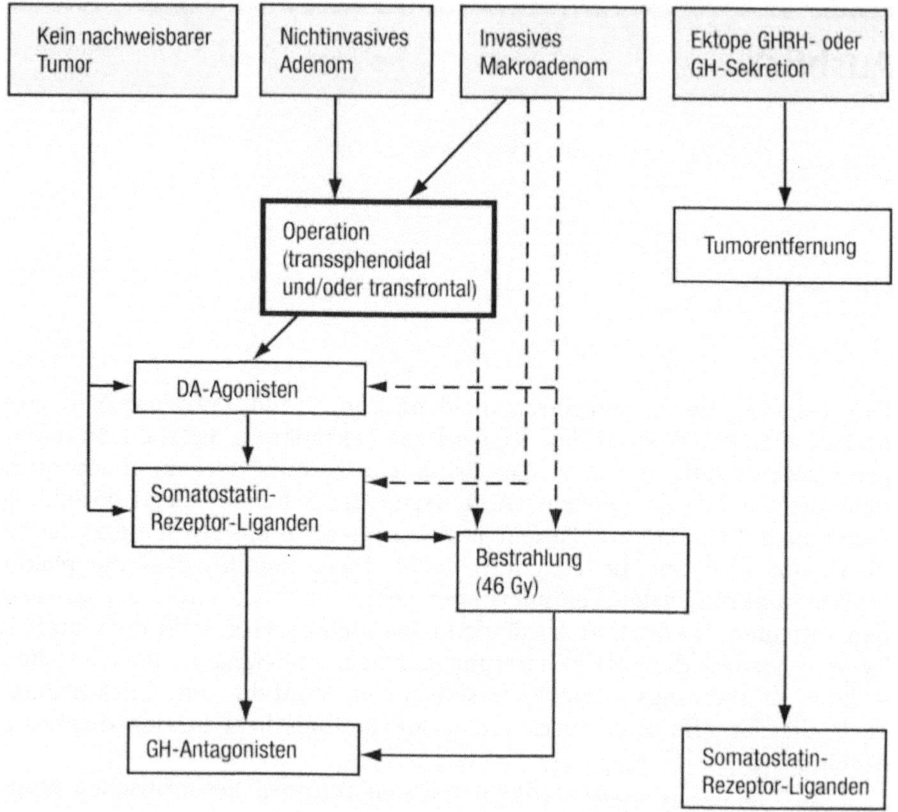

Abb. 6.1. Therapie der Akromegalie. Die Primärtherapie ist in jedem Fall die transsphenoidale Operation bzw. die Tumorentfernung eines GHRH- oder – extrem selten – GH-produzierenden Tumors. Die Somatostatinanalogabehandlung ist die Therapie der Wahl bei chirurgisch nicht erfolgreich behandelbarem ektopem GHRH-Syndrom. Bei Hypophysenadenomen sollte vor einer nur parenteral möglichen Therapie mit Somatostatinanaloga überprüft werden, ob die Patienten nicht auf die orale Medikation mit DA-Agonisten ansprechen. Ist mit der Kernspintomographie ein Adenom nicht sicher nachweisbar, ist eine primäre medikamentöse Therapie (DA-Agonisten, Somatostatinanaloga) indiziert. Hat man sich zu einer postoperativen Bestrahlung entschlossen, ist ebenfalls bis zum Einsetzen des Effektes der Radiotherapie auf die GH-Sekretion eine medikamentöse Therapie indiziert. Die noch klinischen Studien vorbehaltene Therapie mit dem GH-Antagonisten (Pegvisomant) ist besonders dann indiziert, wenn die vorausgegangene Operation und die medikamentöse Therapie mit GH-sekretionshemmenden Pharmaka zu keiner Normalisierung der IGF-1-Spiegel geführt hat

mittel in Form von bildgebenden Verfahren, Endoskopie, Endosonographie und Neuronavigation haben die Hypophysenoperation so perfektioniert, dass schon seit geraumer Zeit das Optimum erreicht worden ist. Dies zeigt u.a. die Tatsache, dass die Normalisierungsraten der Wachstumshormon-

und IGF-1-Spiegel sich in der letzten Dekade nicht wesentlich verbessert haben.

Die transsphenoidale Operation ist weiterhin die primäre Therapieoption der Akromegalie (Abb. 6.1). Die medikamentösen Therapieverfahren, weniger die Behandlung mit Dopaminagonisten, sondern die Therapie mit Somatostatinanaloga, sind immer effektiver und praktikabler geworden. So führt die monatliche Gabe von 20 oder 30 mg Sandostatin LAR bei einer großen Zahl von Patienten zu einer Normalisierung von Wachstumshormon- und IGF-1-Spiegel und in einem wesentlichen Teil der Fälle auch zu einer gewissen Schrumpfung des Hypophysentumors. Möglicherweise werden rezeptorspezifischere Somatostatinagonisten noch effektiver sein. Möglicherweise muss der medikamentösen Behandlung mit Somatostatinanaloga eine pharmakologische Typisierung der SS-R-Subtypen vorausgehen. Die Diskussion, ob die medikamentöse Therapie mit Somatostatinanaloga die operative Behandlung als Primärtherapie verdrängt, wird nicht zuletzt von der Entwicklung der pharmakologischen Beeinflussung somatotropher Tumoren abhängen, die im Gegensatz zu den operativen Verfahren einen Aufwärtstrend zeigt.

Noch nicht abzusehen sind die Wirksamkeit und das Nebenwirkungsprofil des Wachstumshormonantagonisten (Pegvisomant), der jetzt noch ausschließlich als Studienmedikation eingesetzt wird. Im Hinblick auf die IGF-1-Normalisierung scheint Pegvisomant allen anderen Therapieverfahren überlegen zu sein.

Insbesondere die Kombination eines wachstumshormonsekretionshemmenden mit einem wachstumshormonantagonistischen Prinzip erscheint äußerst vielversprechend. Allerdings muss die Zukunft zeigen, ob auch Patienten mit hohen Wachstumshormonausgangsspiegeln erfolgreich langfristig mit dem GH-Antagonisten behandelt werden können.

Wachstumshormonantagonisten könnten natürlich auch wie Somatostatinanaloga nach einer Radiotherapie eingesetzt werden, die bekanntlich erst mit einer Latenz von mindestens 2–3 Jahren zur Hemmung der Wachstumshormonmehrsekretion führt. Ob die konventionelle bewährte und, wenn sachgemäß durchgeführt, gut verträgliche Radiotherapie mit maximal 46 Gray von dem radiochirurgischen Verfahren mit dem Gamma-Knife abgelöst wird, wird die Zukunft zeigen. Hier ist die Datenlage der Gamma-Knife-Behandlung der Akromegalie noch zu wenig aussagekräftig.

Zusammenfassend kann allerdings festgestellt werden, dass das therapeutische Arsenal mit transsphenoidaler Operation, Radiotherapie, wachstumshormonsekretionshemmenden Pharmaka und dem GH-Antagonisten es ermöglichen sollte, jeden Patienten effektiv zu behandeln, vorausgesetzt, die Diagnose Akromegalie wird rechtzeitig gestellt.

KAPITEL 7

Literatur

7

Akromegalie

Abs R, Verhelst J, Maiter D, van Acker K, Nobels F, Colens J-L, Mahler C, Beckers A (1998) Cabergoline in the treatment of acromegaly: A study in 64 patients. J. Clin. Endocr. Metab. 83: 374–378

Alba-Roth J, Losa M, Spiess Y, Schopohl J, Müller OA, Werder K von (1989) Interaction of clonidine and GHRH on GH secretion in vivo und in vitro. Clin Endocrinol 30:485–491

Alba-Roth J, Müller OA, Schopohl J, Werder K von (1988) Arginine stimulates growth hormone secretion by suppressing endogenous Somatostatin secretion. J Clin Endocrinol Metab 67:1186–1189

Alexander L, Appleton D, Hall R, Ross WM, Wilkinson R (1980) Epidemiology of acromegaly in the Newcastle region. Clin Endocrinol 12:71–79

Barkan AL, Shenker Y, Grekin RJ, Vale WW (1988) Acromegaly from ectopic growth hormone releasing hormone secretion by a malignant carcinoid tumor. Successful treatment with long-acting somatostatin analogue SMS 201–99. Cancer 61: 221–226

Barkan AL, Halasz I, Dornfeld KJ, Jaffe CA, Friberg RD, Chandler WF & Sandler HM (1997) Pituitary irradiation is ineffective in normalizing plasma insulin-like growth factor I in patients with acromegaly. J Clin Endocrinol Metab 82: 3187–391

Bates AS, Van't Hoff W, Jones JM & Clayton RN (1993) An audit of outcome of treatment in acromegaly. Quarterly Journal of Medicine 86: 293–299

Bauer W, Briner U, Doepfner W, Haller R, Huguenin R, Marbach P, Petcher TJ & Pless (1982) SMS 201–995: a very potent and selective analog of somatostatin with prolonged action. Life Sciences 31: 1133–1136

Baumann G (1991) Growth hormone heterogeneity: genes, isohormones, variants, and binding proteins. Endoc Rev 12:424–449

Bengtsson BA, Eden S, Ernest I, Oden A, Sjögren B (1988) Epidemiology and long term survival in acromegaly. Acta Med Scand 223:327–335

Blum WF (1992) Insulin-like growth factors and their binding proteins. In: Ranke MB (ed) Functional endocrinological diagnostics in children and adolescene. J & J, Mannheim, pp 102–117

Brown J, Winkelmann RK, Randall RV (1966) Acanthosis nigricans and pituitary tumors. Report of 8 cases. JAMA 198:619–623

Buchfelder M, Brockmeier S, Fahlbusch R et al. (1991) Recurrence following transsphenoidal surgery for acromegaly. Horm Res 35: 113–118

Buchfelder M, Fahlbusch R, Schott W, Honegger J (1991) Long-term follow-up results in hormonally active pituitary adenomas after primary successful transsphenoidal surgery. Acta Neurochir Suppl 53: 72–76

Chanson P, Boerlin V, Ajzenberg C et al. (2000) Comparison of octreotide acetate LAR and lanreotide SR in patients with acromegaly. Clinical Endocrinology 53: 577–586

Chiodini PG, Liuzzi A, Botalla L, Oppizzi G, Müller EE, Silvestrini F (1975) Stable reduction of plasma growth hormone (hGH) levels during chronic administration of 2 Br-alfa-ergocryptine (CB 154) in acromegalic patients. J Clin Endocrinol Metab 40: 705

Colao A, Balzano A, Ferone D et al. (1997) Increased prevalence of colonic polyps and altered lymphocyte subset pattern in the colonic lamina propria in acromegaly. Clin Endocrinol 47: 23–28

Corpas E, Harman SM, Blackman MR (1993) Human growth hormone and human aging. Endocr Rev 14:20–39

Cunningham BC, Ultsch M, deVos AM et al. (1991) Dimerization of the extracellular domain of the human growth hormone receptor by a single hormone molecule. Science 254:821–825

Daughaday WH (1977) Extreme gigantism. New Engl J Med 297:1267–1269

Davidoff LM (1926) Studies in acromegaly. III. The anamnesis and symptomatology in one hundred cases. Endocrinol 10: 461–483

Evans HM, Long JA (1921) The effect of the anterior lobe administered intraperitoneally upon growth, maturity, and estrous cycles in the rat. Ant Rec 21:62–63

Eversmann T, Lüdeke U, Fahlbusch R, Werder K von (1986) TRH-stimlierte Wachstums-hormonsekretion bei Akromegalie. Dtsch Med Wochenschr 111: 1091–1096

Extabe J, Gaztambide S, Latorre P, Vazquez J (1993) Acromegaly: an epidemiological study. J Endocrinol Invest 16:181–187

Ezzat S, Forster MJ, Berchtold P, Redelmeier D, Boerlin V, Harris AG (1994) Acromegaly: clinical and biochemical features in 500 patients. Medicine 73:233–240

Ezzat S, Melmed S (1991) Are patients with acromegaly at increased risk for neoplasia? J Clin Endocrinol Metab 72:245–249

Faglia G, Beck-Peccoz P, Travaglini P et al. (1973) Elevation in plasma growth hormone concentration after luteinizing hormone-releasing hormone (LRH) in patients with active acromegaly. J Clin Endocrinol Metab 37: 338–340

Faglia G, Arosio M, Amrosi B (1994) Recent advances in diagnosis and treatment of acromegaly. In: Imura H (ed) The pituitary gland, 2nd edn. Raven, New York, pp 411–451

Fahlbusch R, Honegger J, Buchfelder M (1992) Surgical management of acromegaly. Endocrinol Metab Clin North America 21: 669–692

Fahlbusch R, Giovanelli M, Buchfelder M, Losa M and the participants of the »Conference on medical and surgical treatment of pituitary adenomas« (1993) Advances in the medical and surgical treatment of pituitary adenomas: the role of long-acting somatostatin analog. J Endocrinol Invest 16: 449–460

Gillis JC, Noble S, Goa KL (1997) Octreotide long-acting release (LAR). A review of its pharmacological properties and therapeutic use in the management of acromegaly. Drugs 53: 681–699

Giovanelli M, Losa M, Baiguini M et al. (1991) Transcranial vs. transsphenoidal approach in the surgical treatment of pituitary adenomas. In: Faglia G, Beck-Peccoz P, Ambrosi B, Travaglini P, Spada A (eds) Pituitary adenomas: new trends in basic and clinical research. Elsevier Science, Amsterdam, pp 313–320

Grossman A (ed) (1998) Clinical endocrinology, 2nd edn. Blackwell, Oxford

Guillemin R, Brazeau P, Böhlen P et al. (1984) Somatocrinin, the growth hormone releasing factor. Rec Progr Horm Res 40:233

Harris AG (1996) Acromegaly and its management. Kippincott-Raven, Philadelphia New York

Herman-Bonert VS, Zib K, Scarlett JA, Melmed S (2000) Growth Hormone Receptor Antagonist Therapy in acromegalic patients resistant to somatostatin analogs. J. Clin. Endocr. Metab. 85: 2958–2961

Imura H (ed) (1994) The pituitary gland. In: Martini L (ed) Comprehensive endocrinology, 2nd edn. Raven, New York

Irie M, Tsushima T (1972) Increase of serum growth hormone concentration following thyrotropin releasing hormone in patients with acromegaly or gigantism. J Clin Endocrinol Metab 35: 97–100

Jenkins PJ, Akker S, Chew SL, Besser GM, Monson JP, Grossman AB (2000) Optimal dosage interval for depot somatostatin analogue therapy in acromegaly requires individual titration. Clinical Endocrinology 53: 719–724

Jenkins PJ, Fairclough PD, Richards T et al. (1997) Acromegaly, colonic polyps and carcinoma. Clin Endocrinol 47: 17–22

Karga HJ, Alexande KM, Hedley-White ET et al. (1992) Ras mutations in human pituitary tumors. J Clin Endocrinol Metab 74: 914–919

Kendall-Taylor P, Miller M, Gebbie J et al. (2000) Long-acting octreotide LAR compared with lanreotide SR in the treatment of acromegaly. Pituitary 3: 61–65

Klein I (1984) Acromegaly and cancer. Ann Intern Med 101:706–707

Klibanski A (1990) Editorial: Further evidence for a somatic mutation theory in the pathogenesis of human pituitary tumors. J Clin Endocrinol 71:1415A

Kovacs K, Horvath E (1994) Morphology of adenohypophyseal cells and pituitary adenomas. In: Imura H (ed) The pituitary gland. Raven, New York, pp 29–62

Kvistborg Flogstad A, Halse J, Bakke S, Lancranjan I, Marbach P, Bruns Ch, Jervell J (1997) Sandostatin LAR in acromegalic patients: long term treatment. J Clin Endocrinol Metab 81: 23–28

Lamberts SWJ (1988) Sandostatin in the treamtent of acromegaly. Springer, Berlin Heidelberg New York Tokyo

Lamberts SWJ, Oosterom R, Neufeld M, Pozo E del (1985) The somatostatin analog SMS 201–995 induces long-acting inhibition of growth hormone secretion without rebound hypersecretion in acromegalic patients. J Clin Endocrinol Metab 60: 1161

Lamberts SWJ, Lely A-J van der, Herder WW, Hofland LJ (1996) Octreotide. N Engl J Med 334: 246–254

Lamberts SWJ (1998) Acromegaly In: A. Grossman (ed) Clinical endocrinology, 2nd edn. Blackwell, Oxford, London, pp 170–183

Lamberts SWJ (1999) Octreotide. The next decade. Bio Scientifica, Bristol, UK

Landis CA, Masters SB, Spada A et al. (1989) GTPase inhibiting mutations activate the alpha chain of Gs and stimulate adenyl cyclase in human pituitary tumors. Nature 340: 692–696

Landis CA, Harsh G, Lyons J et al. (1990) Clinical characteristics of acromegalic patients whose pituitary tumors contain mutant Gs protein. J Clin Endocrinol Metab 71: 1416–1420

Landolt AM, Froesch ER, König MP (1988) Spontaneous postoperative normalization of growth hormone levels in two patients with acromegaly not cured by transsphenoidal surgery. Neurosurgery 23: 634–637

Landolt AM, Vance ML, Reilly PS (eds) (1996) Pituitary adenomas, Churchchill-Livingstone, New York London San Francisco Tokyo

Laron Z, Keret R, Baumann B et al. (1984) Differential diagnosis between hypothalamic and pituitary hGH deficiency with the aid of synthetic GH-RH 1-44. Clin Endocrinol 21:9

Leavitt J, Klein I, Kendrichs F, Galaver J, Theil DH van (1983) Skin tags: a cutaneous marker for colonic polyps. Ann Intern Med 98:928–930

Losa M, Werder K von (1997) Pathophysiology and clinical aspects of the ectopic GH-releasing hormone syndrome. Review. Clin Endocrinol 47: 123–135

Losa M, Oeckler R, Schopohl J, Müller OA, Alba-Lopez J, Werder K von (1989) Evaluation of selective transsphenoidal adenomectomy by endocrinoogical testing and somatomedin-C measurement in acromegaly. J Neurosurg 70: 561

Losa M, Wolfram G, Mojto J et al. (1990) Presence of growth hormone-releasing hormone-like immunoreactivity in human tumors: characterization of immunological and biological properties. J Clin Endocrinol Metab 70: 62–67

Losa M, Schopohl J, Werder K von (1993) Ectopic secretion of growth hormone-releasing hormone in man. J Endocrinol Invest 16: 69–81

Losa M, Alba-Lopez J, Schopohl J, Sobiesczyck S, Chiodini PG, Müller OA, Werder K von (1998) Effects of theophylline infusion on the growth hormone (GH) and prolactin response to GH-releasing hormone administration in acromegaly, J Endocrinol Invest 11:663–667

Losa M, Schopohl J, Müller OA, Werder K von (1986) Growth hormone and prolactin responses to repetitive administration of growth hormone releasing hormone in acromegaly. J Clin Endocrinol 63:2

Losa M, Stalla GK, Müller OA, Werder K von (1983) Human pancreatic growth hormone releasing factor (hpGRF): Dose response of GRF- and GH-levels. Klin Wochenschr 61:1249–1253

Louwerens M, Herder WW de, Postema PTE, Tanghe HLJ, Lamberts SWJ (1996) Pituitary insufficiency and regression of acromegaly caused by pituitary apoplexy following cerebral angiography. Eur J Endocrinol 134: 737–740

Low L, Chernausek SD, Sperling MA (1988) Acromegaloid patients with Type A insulin resistance: parallel defects in insulin and insulin-like growth factor-I receptors and biological responses in cultured fibroblasts. J Clin Endocrinol Metabol 69:329–337

Lüdecke DK, Tolis G (eds) (1987) Growth hormone, growth factors and acromegaly. Raven, New York

Melmed S (ed) (1995) The pituitary. Blackwell, Cambridge/USA

Melmed S (1990) Acromegaly. N Engl. J. Med. 322: 966–977

Melmed S, Ezrin C, Kovacs K, Goodman RS, Frohman LA (1985) Acromegaly due to secretion of growth hormone by an ectopic pancreatic islet-cell tumor. N Engl. J Med 312: 9–17

Mindermann T, Wilson CB (1994) Age related and gender related occurrence of pituitary adenomas. Clin Endocr 41:359–364

Molitch M (1992) Clinical manifestations of acromegaly. Endocrinol Metab Clin North Am 21:597–614

Moncorvo DR (1893) Sur un cas d'acromegalie chez une enfant de 14 mois. Editeur G Steinheil, Paris

Montini M, Gianola D, Pagani G et al. (1994) Cholelithiasis and acromegaly: therapeutic strategies. Clin Endocrinol 40: 401–406

Moran A, Asa SL, Kovacs K et al. (1990) Gigantism due to pituitary mammosomatotroph hyperplasia. N Engl J Med 323: 322–326

Müller EE, Locatilli V, Cocchi D (1999) Neuroendocrine control of growth hormon secretion. Physiological Reviewers 79: 511–607

Nabarro JDN (1987) Acromegaly. Clin Endocrinol 26:481–512

Newman CB, Melmed S, Snyder PJ et al. (1995) Safety and efficacy of long term octreotide therapy of acromegaly: results of a multicenter trial in 103 patients – a clinical research center study. J Clin Endocrinol Metab 80: 2768–2775

Newman CB, Melmed S, George A, Torigian D, Duhaney M, Snyder P, Young W, Klibanski A, Molitch ME, Gagel R, Sheeler L, Cook D, Malarkey W, Jackson I, Vance ML, Barkan A, Frohman L, Kleinberg DL (1998) Octreotide as primary therapy for acromegaly. J Clin. Endocr. Metab. 83: 3034–3049

Okada S, Kopchick JJ (2001) Biological effects of growth hormone and its antagonist. Trends Molecular Med. 7: 126–132

Orme SM, McNally RJ, Cartwright RA, Belchetz PE (1998) Mortality and cancer incidence in acromegaly: a retrospective cohort study. United Kingdom Acromegaly Study Group. J. Clin. Endocr. Metab. 83: 2730–2734

Parkinson C, Trainer PJ (1999) Growth hormone receptor antagonist therapy for acromegaly. Baillière's Clin. Endocr. Metab. 13: 419–430

Patel YC (1997) Molecular pharmacology of somatostatin receptor subtypes. J Endocrinol Invest 20:348–367

Powell M, Lightman SL (eds) (1996) The management of pituitary tumours. Churchill-Livingstone, New York London San Francisco Tokyo

Quabbe HJ (1982) Treatment of acromegaly by transsphenoidal operation, 90-Yttrium implantation and bromocriptine: results in 230 patients – Clin Endocrinol (Oxf) 16: 107–119:

Rajasoorya C, Holdaway IM, Wrightson P, Scott DJ, Ibbertson HK (1994) Determinants of clinical outcome and survival in acromegaly. Clin Endocrinol 41:95–102

Renner U, Brockmeier S, Strasburger DJ, Lange M, Schopohl J, Müller OA, Werder K von, Stalla GK (1994) Growth hormone (GH)-releasing peptide stimulation of GH release from human somatotroph adenoma cells: Interaction with GH releasing hormone, thyrotropin releasing hormone, and actreotide. J Clin Endocrinol Metab 78:1090–1096

Reubi JC, Landolt AM (1989) The growth hormone responses to octreotide in acromegaly correlate with adenoma somatostatin receptor status. J Clin Endocrinol Metab 68: 844

Richert S, Strauss A, Fahlbusch R, Oeckler R, Werder K von (1987) Psychopathologische Symptomatik und Persönlichkeitszüge bei Patienten mit florider Akromegalie. Schweiz Arch Neur Psych 138:61–86

Ritchie CM, Arkinson AB, Kennedy AL et al. (1990) Ascertainment and natural history of treated acromegaly in Nothern Ireland. Ulster Med J 59:55–62

Rivier J, Spiess J, Thorner M, Vale W (1982) Characterization of a growth hormone-releasing factor from a human pancreatic islet tumor. Nature 300:276–278

Robbins RJ (1997) Editorial: depot somatostatin analogs – a new first line therapy for acromegaly. J Clin Endocrinol Metab 82: 15–17

Robbins RJ, Melmed S (eds) (1987) Acromegaly. A century of scientific and clinical progress. Plenum, New York London

Saccà L, Cittadini A, Fazio S (1994) Growth hormone and the heart. Endocrine Rev 15:555–573

Sano T, Asa SL, Kovacs K (1988) Growth hormone releasing hormone producing tumors. Endocrine Rev 9:357–373

Sano T, Yamasaki R, Saito H et al. (1987) Growth hormone-releasing hormone (GHRH)-secreting pancreatic tumor in a patient with multiple endocrine neoplasia Type I. Am J Surg Pathol 11:810–819

Sassolas G, Harris AG, James-Deidler A, the French SS 201–995 Acromegaly Study Group (1990) Long term effect of incremental doses of the somatostatin analog SMS 201–995 in 58 acromegalic patients. J Clin Endocrinol Metab 71: 391–397

Sheaves R, Jenkins PJ, Wass JAH (eds) (1997) Clinical endocrine oncology. Blackwell Science, Oxford

Sheppard MC, Stewart PM (1996) Use of long-acting somatostatin analogs in treating acromegaly. Endocrinologist 5: 456–459

Steinbach HL, Russel W (1970) Measurement of the heel pad as an aid to the diagnostics of acromegaly. Radiology 82:418–422

Thakker RV, Pook MA, Wooding C et al. (1993) Association of somatotrophinomas with loss of alleles on chromosome and with gsp-mutations. J Clin Invest 91:2815–2821

Trainer PJ, Drake WM, Katznelson, L, Freda PU, Herman-Bonert V, van der Lely AJ, Dimaraki EV, Stewart PM, Friend KE, Vance ML, Besser GM, Scarlett JA, Thorner MO, Parkinson C, Klibanski A, Powell JS, Barkan AL, Sheppard MC, Malsonado M, Rose DR, Clemmons DR, Johannsson G, Bengtsson BA, Stavrou S, Kleinberg DL, Cook DM, Phillips LS, Bidlingmaier M, Strasburger CJ, Hackett S, Zib K, Bennett WF, Davis RJ (2000) Treatment of acromegaly with the growth hormone-receptor antagonist pegvisomant. New England Journal of Medicine 342: 1171–1177

van der Lely AJ, Muller AF, Jansen JA, Davis RJ, Zib KA, Scarlett JA, Lamberts SWJ (2001) Control of tumor size and disease activity during cotreatment with octreotide and the growth hormone receptor antagonist pegvisomant in an acromegalic patient. J. Clin. Endocr. Metab. 86: 478–481

Wass JAH (ed) (1994) Treating acromegaly. Publication of the British Society of Endocrinology (ISBN 1 898099057). Bristol/UK

Weinstein LS, Shenker A, Gejman PV et al. (1991) Activating mutations of the stimulatory G-protein in the McCune-Albright syndrome. New Engl J Med 325:1688–1695

Weinstein LS, Shenker A, Gejmann PV, Merino MJ, Friedmann E, Spiegel AM (1991) Activating mutations of the stimulatory G protein in the McCune-Albright syndrome. New Engl J Med 325:1688

Werder K von (1993) Somatostatin analogues in pituitary adenomas. Recent Results Cancer Res 129: 25–44

Werder K von (1994) Hypophysentumoren. In: Runnebaum B, Rabe T (Hrsg) Gynäkologische Endokrinologie. Springer, Berlin Heidelberg New York Tokyo, pp 341–351

Werder K von, Losa M, Müler OA, Schweiberer L, Fahlbusch R, Pozo E del (1984) Treatment of metastasising GRF-producing tumour with a long-acting somatostatin analogue. Lancet 2: 282–283 (letter)

Werder K von, Fahlbusch R, Losa M, Oeckler R, Pichl J, Schopohl J (1987) Decision analysis of treatment options in acromegaly. In: Robbins RJ, Melmed S (eds) Acromegaly. Plenum, New York, pp 267–380

Werder K von (1998) Klinische Neuroendokrinologie. Springer, Berlin Heidelberg New York Tokyo

Werder K von, Fahlbusch R (eds) (1996) Pituitary adenomas. From basic research to diagnosis and therapy. Elsevier, Amsterdam New York (ICS No. 1126)

Werder K von, Müller OA, Hartl R, Losa M, Stalla GK (1984) Growth hormone releasing factor (hpGRF) – Stimulation test in normal controls and acromegalic patients. J Endocrinol Invest 7:185–191

Werder K von, Strasburger CJ, Scriba PC (2001) Hypothalamus und Hypophyse. In: Siegenthaler W (Hrsg) Klinische Pathophysiologie, 8. Aufl. Thieme, Stuttgart, S 239–271

Whitehead EM, Shalet SM, Davies D, Enoch BA, Price DA, Beardwell CG (1982) Pituitary gigantism: A disabling condition. Clinical Endocr 17:271–277

Wrightson P, Rajasoorya C, Holdaway IM, Scott DJ (1994) Acromegaly: factors affecting the long term outcome after surgical treatment. J Clin Neuroscience 1: 164–172

Yamada S, Aiba T, Sano T et al. (1993) Growth hormone-producing pituitary adenomas: correlations between clinical characteristics and morphology. Neurosurgery 33: 20–27

KAPITEL 8

Krankheitsverläufe aus der Sicht des Arztes und aus der Sicht der Patienten   8

8.1
Eine andere Perspektive kann Augen öffnen

Eine andere Perspektive kann Augen öffnen. Das war vielleicht der Hintergedanke bei der Idee, in diesem Buch Patientenkasuistiken zu veröffentlichen, die nicht wie üblich auf dem Schreibtisch eines Arztes entstanden. Die Krankheitsverläufe, die im folgenden Teil dieses Buchs beschrieben werden, sind vom Betroffenen selbst erzählt.

Warum Patientenberichte? Vielleicht weil die Krankengeschichte aus Patientensicht einmal völlig anders geschildert wird? Der Schwerpunkt dieser Schilderungen liegt natürlich primär auf dem Befinden der Patienten: Welche Symptome veranlassen die Patienten, einen Arzt aufzusuchen und vor allem, wie werden diese Symptome, die in Lehrbüchern mit einem medizinischen Fachbegriff beschrieben werden, vom Betroffenen, der diese klinischen Zeichen bei sich beobachtet, beschrieben? »Kopfschmerzen« sind im Lehrbuch »Kopfschmerzen«, ein Patient dagegen beschreibt detailliert, an welcher Stelle die Kopfschmerzen beginnen, wo sie lokalisiert sind. Und so entstehen eindrucksvolle Metaphern, die veranschaulichen, wie ausgeprägt sich die klinischen Anzeichen äußern können: »… als wäre eine Granate in meinem Kopf explodiert …«.

Vielleicht wurden auch deswegen Patientenberichte gewählt, weil die Probleme, die zu einer langjährig verzögerten Diagnose führen, offen von den Patienten angesprochen werden? Da wird erzählt, dass der Hinweis bzw. Verdacht auf ein Hypophysenadenom vom Hausarzt damit abgetan wird, dass die Krankheit prinzipiell ausgeschlossen werden kann, weil sie so selten ist. Ein anderer Patient berichtet, dass sein betreuender Arzt die Akromegalie nicht selbst diagnostiziert hatte, sondern den Anstoß eines Kollegen benötigte, obwohl er bereits vor einigen Jahren einen anderen Patienten mit Akromegalie betreut hatte.

Manche Episoden dieser Patientengeschichten sind sehr amüsant, die saloppe Erzählweise, kleine Spitzen und Seitenhiebe lassen sogar schmunzeln. Andere Geschichten bringen Spannung wie ein Kriminalroman. Aber eines haben alle Geschichten gemeinsam: jeder der Patienten hat eine Odyssee hinter sich, bis die Ursache seiner Beschwerden als Hypophysenadenom identifiziert wurde.

Bis zur endgültigen Diagnosestellung mussten die Betroffenen im Laufe ihrer Krankheitsgeschichte viele Stationen durchlaufen.

Aber warum wird die Akromegalie im Schnitt erst nach 8 Jahren diagnostiziert? Und wie lässt sich diese Latenzzeit verkürzen?

Wenn man die Schilderungen der Patienten unter diesem Aspekt liest, fallen folgende Punkte besonders auf:

- Die Patienten sind meist in alleiniger Betreuung bei ihrem Hausarzt. Der denkt aus verschiedenen Gründen (s. Kap. 8.3) zunächst nicht an einen Hypophysentumor.
- Wenn einer der betreuenden Ärzte die Verdachtsdiagnose Akromegalie stellt, wird dies von anderen Kollegen meist abgetan und nicht weiter verfolgt.
- Die Patienten werden aufgrund ihrer Symptome zu verschiedenen Fachärzten überwiesen. Diese scheinen ihre Diagnostik und Therapie oft nur auf das genannte Symptom auszurichten, das in ihren Fachbereich fällt. Die übrigen geschilderten Symptome werden meist nicht verfolgt. So setzen Kieferchirurgen Zähne ein, ohne jemals nach dem Hintergrund für die plötzliche Verbreiterung des Kiefers zu suchen. Neurologen therapieren das Karpaltunnelsyndrom und wundern sich, warum das gerade jetzt auftritt. Aber warum wird nie nach der Ursache gesucht?
- Die Koordination zwischen den Fachgruppen scheint zumindest in den geschilderten Fällen nicht immer optimal zu funktionieren. Krankenakten werden nicht vollständig ausgetauscht, wodurch wichtige Informationen verloren gehen.
- Die Patienten finden oft nur sehr schwer Gehör und wagen teilweise gar nicht mehr, über ihre Beschwerden zu sprechen, weil diese als psychosomatisch abgetan werden.

Gründe für diese Probleme sind sicherlich von verschiedenen Faktoren abhängig. Dieses Buch will sich auch keinesfalls anmaßen, irgendwelche Missstände anzuprangern. Stattdessen will dieses Buch für die Krankheit Akromegalie sensibilisieren und dazu aufrufen, bei der ein oder anderen Verdachtsdiagnose doch ab und zu an die Akromegalie zu denken. Und beim Auftreten mehrerer charakteristischer klinischer Anzeichen wie z. B. Schwitzen, Kopfschmerzen, Karpaltunnelsyndrom oder Schlafapnoe an die Bestimmung von Wachstumshormon und IGF-1 zu denken.

Ein weiterer Punkt, den die Patienten beklagen, ist die mangelnde Aufklärung nach Diagnosestellung. Da wurde die Diagnose endlich gestellt, aber die nötige Aufklärung, um welche Krankheit es sich handelt, fehlt oft. Irrtümer, z. B. dass ein Hypophysenadenom kein Gehirntumor ist, könnten damit relativ leicht ausgeschlossen werden und könnten verhindern, dass der Patient in eine seelische Krise gestürzt wird. Eine fundierte Aufklärung über die Funktionsweise der Hypophyse, die Charakteristika eines GH-produzierenden Adenoms, die verschiedenen Therapiemöglichkeiten und doch guten Aussichten auf Heilung können den Patienten bei der Bewältigungsstrategie sicherlich unterstützen.

Wir möchten alle betreuenden Ärzte dazu anspornen, diesen wichtigen Teil der Patientenbetreuung nicht anderen zu überlassen, sondern selbst in die Hand zu nehmen.

Und vielleicht können auch da andere Perspektiven Augen öffnen …

8.2
Zwei Kasuistiken aus ärztlicher Sicht

D.K. Lüdecke

8.2.1
Früh erkannter Riesenwuchs – ein Einzelfall

Ein 3,3 Jahre altes Mädchen wurde von ihrem Kinderarzt in die Hypophysensprechstunde der neurochirurgischen Klinik überwiesen (Abb. 8.1a). Erstmalig war bei dem Kind im Alter von 32 Monaten eine blutige Sekretion aus beiden Mamillen aufgetreten. Die Eltern berichteten ferner über eine vermehrte Schweißsekretion sowie ein auffälliges, aggressives Verhalten.

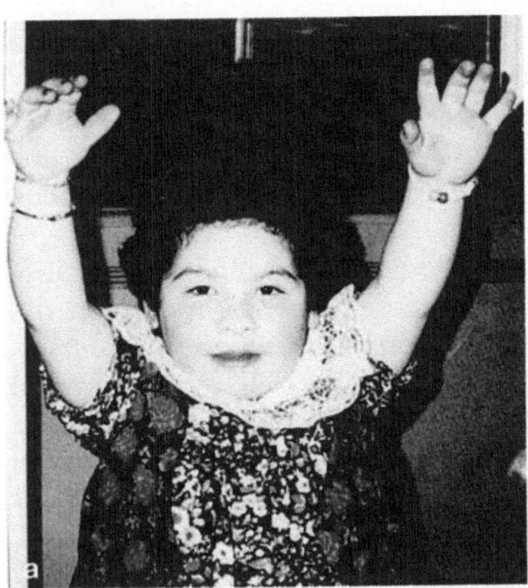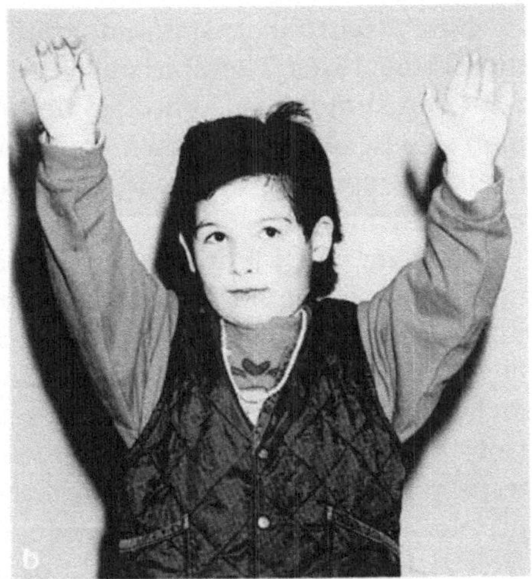

Abb. 8.1a, b. *a* 3,3-jähriges Kind mit akromegalen Vergröberungen an den Händen und im Gesicht. *b* Gleiches Mädchen nach operativer Therapie des Makroadenoms

Die vom niedergelassenen Kinderarzt veranlasste endokrinologische Laboruntersuchung ergab die folgenden auffälligen Hormonwerte, in Klammern befinden sich die altersentsprechenden Normalwerte: GH 122 µg/l (0,04–7 µg/l), IGF-1 830 µg/l (17–248 µg/l), Prolaktin 590 µg/l (7–25 µg/l). Die übrigen Hormonwerte waren altersentsprechend normal. Die folgende kernspintomographische Untersuchung des Kopfes stellte einen intra- und suprasellär gelegenen Tumor mit Kompression des Chiasma opticum von 27 mm Durchmesser dar. Die Sella turcica stellte sich intakt, aber etwas vergrößert dar. Der Tumor zeigte kein invasives Wachstum in paraselläre Strukturen.

Zum Zeitpunkt der stationären Aufnahme in der Kinderklinik war das Kind 109 cm groß (6 cm über der 97. Perzentile) und wog 32 kg (13 kg über der 97. Perzentile). Eine radiologische Altersbestimmung der linken Hand entsprach dem Standard eines dreieinhalbjährigen Mädchens. Die augenärztliche Untersuchung bei der stationären Aufnahme ergab keinen Hinweis auf Papillenveränderungen, das Kind ließ leider keine perimetrische Untersuchung zu. Jede ärztliche Maßnahme war trotz der guten Kooperation der Mutter aufgrund der Aggressivität des Kindes mit großen Schwierigkeiten verbunden.

Nach der Diagnosestellung eines hormonaktiven, GH- und prolaktinsezernierenden Hypophysenadenoms wurde die Behandlung mit dem Dopaminagonisten Bromocriptin bis zu einer Dosierung von 3,75 mg/Tag eingeschlichen. Hierunter kam es zu einem Prolaktinabfall von 590 µg/l auf 323 µg/l innerhalb von 3 Wochen. Die GH- und IGF-1-Spiegel blieben jedoch unverändert. Nach einem weiteren Monat unter Dopaminagonistentherapie fiel der Prolaktinwert auf 197 µg/l, GH wurde mit 217 µg/l und IGF-1 mit 966 µg/l bestimmt.

Eine Kontrollkernspintomographie zeigte, dass der Tumor unter der medikamentösen Therapie nur geringfügig geschrumpft war. Abbildung 8.2 zeigt den Tumor vor (Abb. 8.2a) und nach OP (Abb. 8.2b). Deshalb entschloss man sich bei der erheblichen anatomischen Chiasmakompression zur operativen Therapie des Makroadenoms, ohne weitere medikamentöse Versuche zu unternehmen.

Im Alter von 3 Jahren und 7 Monaten wurde das Kind über einen transnasal, transsphenoidalen Zugang operiert. Vor der Operation wurden die Eltern aufgeklärt, dass eine zusätzliche, transkranielle Operation in derselben Narkose notwendig werden könnte, falls der supraselläre Tumoranteil nicht transsphenoidal entfernbar sei. Erfreulicherweise konnte der Tumor trotz großer Schwierigkeiten schließlich doch radikal über den gewählten transsphenoidalen Zugang entfernt werden. Die wahrscheinlich stark komprimierte Hypophyse konnte intraoperativ nicht identifiziert werden.

Die histologische Untersuchung des Gewebes mittels immunhistologischer Spezialfärbungen gegen Hypophysenhormone bestätigte die Diagnose eines GH- und prolaktinsezernierenden Hypophysenadenoms.

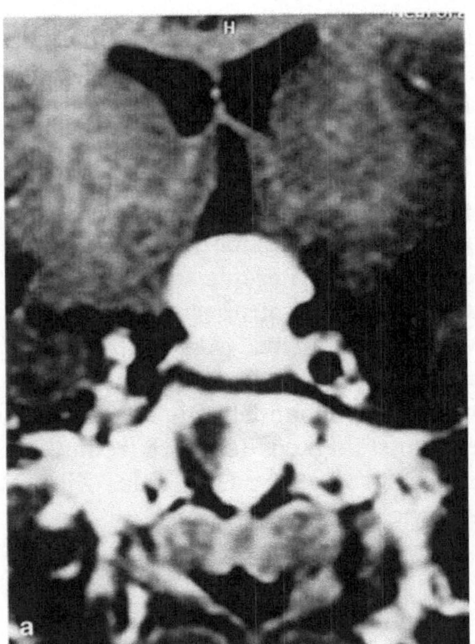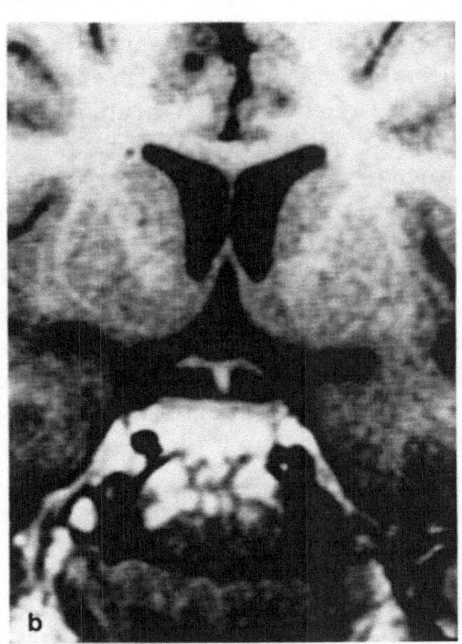

Abb. 8.2a, b. Kind mit Riesenwuchs. **a** Präoperativ angefertigtes, koronares MRT zeigt den großen Tumor mit Verdrängung der prasellären Strukturen. **b** Postoperatives MRT mit Fettimplantation im Sellaboden. Die Nerven sind jetzt frei

Postoperativ entwickelte sich eine komplette Hypophysenunterfunktion, sodass das Kind auf eine Substitution mit Hydrokortison, Thyroxin und DDAVP angewiesen ist.

Die postoperativ durchgeführte endokrinologische Hormondiagnostik bestätigte die erfolgreiche Resektion des Adenoms bei einem GH-Wert von < 0,5 µg/l und einem IGF-1 Wert von 9 µg/l. Das Prolaktin wurde mit 1,7 µg/l bestimmt. Zwei postoperativ angefertigte Kernspintomographien 6 Wochen und 6 Monate nach Operation zeigten kein verbliebenes Tumorgewebe, sondern lediglich die Fettimplantation in der Sella (s. Abb. 8.2 a, b).

Dieses dreieinhalb Jahre alte Mädchen ist bisher unsere jüngste, transnasal operierte Patientin in einer Serie von ca. 850 operierten Patienten mit der Diagnose Akromegalie/Gigantismus. Obwohl die postoperativ aufgetretenen Hypophysenvorderlappendefizite in diesem Fall nicht den optimalen Verlauf der transsphenoidalen Mikrochirurgie darstellen, ist diese Behandlungsmethode die zurzeit erfolgreichste Therapie. Ein präoperativ durchzuführender Versuch mit Dopaminagonisten oder Somatostatin ist gerade in einer solchen Situation in jedem Fall zu befürworten, um neben der Senkung der Hormonspiegel eine Schrumpfung des Tumors zu erreichen. Sowohl Dopaminagonisten als auch Somatostatin sind in der Lage, das Volumen solcher Adenome durch die Reduktion des intrazellulären Zytoplasmagehaltes zu verkleinern.

Die chirurgische Therapie im frühen Kindesalter stellt den Chirurgen sicherlich vor besondere Schwierigkeiten, jedoch ist bei sorgfältiger Planung und ausreichender Erfahrung des Operateurs in den meisten Fällen zumindest eine weitgehende Tumorentfernung zu erreichen. Aus dem vorliegenden Fallbeispiel wird ersichtlich, dass ein endokrinologisch versierter Kinderarzt ohne Verzögerung zur richtigen Diagnose kommen kann und der Patient dadurch bei intensiver Zusammenarbeit der Fachbereiche Pädiatrie, Endokrinologie und Neurochirurgie einer effektiven Therapie zugeführt wird.

Die sich bereits abgezeichneten akromegalen Vergröberungen an den Händen und im Gesicht bildeten sich weitgehend zurück (Abb. 8.1b). Leider leidet das Kind noch unter einer chronischen Sinusitis, die bereits präoperativ bestand. Die Patientin wird daher antibiotisch behandelt. Die Behandlung ist wesentlich durch die bessere Kooperationsfähigkeit des jetzt freundlich zugewandten Mädchens erleichtert. Inzwischen liegt die Größe des Kindes unterhalb der 93. Perzentile ihrer Altersgruppe.

8.2.2
Spät erkannter Riesenwuchs – kein Einzelfall

Wir berichten über einen Patienten (Herrn M.), der bereits im Alter von 13 Jahren bei einer Größe von 193 cm seinen Vater etwas überragte. Seine Eltern wandten sich Hilfe suchend an den Hausarzt, der erst als die 2-Meter-Marke mit 14 Jahren überschritten wurde, einmal den Kopf röntgen ließ. Für weitere Untersuchungen sah der Hausarzt keine Veranlassung. Zu diesem Zeitpunkt wurde in Deutschland bereits das Wachstumshormon gemessen und in mehreren Zentren transnasal operiert.

Mit 18 Jahren erreichte Herr M. seine Endgröße von 220 cm. Weiterhin fand der Hausarzt nur beschwichtigende Worte. So entwickelte Herr M. zu seinem Riesenwuchs die Symptome der Akromegalie (Abb. 8.3). Erst mit 32 Jahren wurde bei der Behandlung einer Darmerkrankung, die letztlich mit der Splanchnomegalie im Zusammenhang steht, durch den jüngsten Stationsarzt die Diagnose Akromegalie gestellt. Der Patient hatte zu diesem Zeitpunkt Schuhgröße 54.

Die Wachstumshormonbestimmung (GH) ergab mit Plasmaspiegeln um 105 µg/l exzessiv erhöhte Werte. Entsprechend stellte sich in der Kernspintomographie ein sehr großer Hypophysentumor mit invasivem Wachstum im linken Karotisbereich dar. Die weiteren Hormonuntersuchungen ergaben Normalwerte für Prolaktin und Schilddrüsenhormone, Kortisol und Testosteron lagen im unteren Normbereich, IGF-1 war deutlich erhöht.

Nach palliativer Behandlung der Darmerkrankung wurde der Patient in der neurochirurgischen Klinik vorgestellt. Auf eine Vorbehandlung mit Sandostatin, die ich sonst bei dieser Tumorgröße empfohlen hätte, musste aufgrund einer Neigung zu blutigen Diarrhoen verzichtet werden.

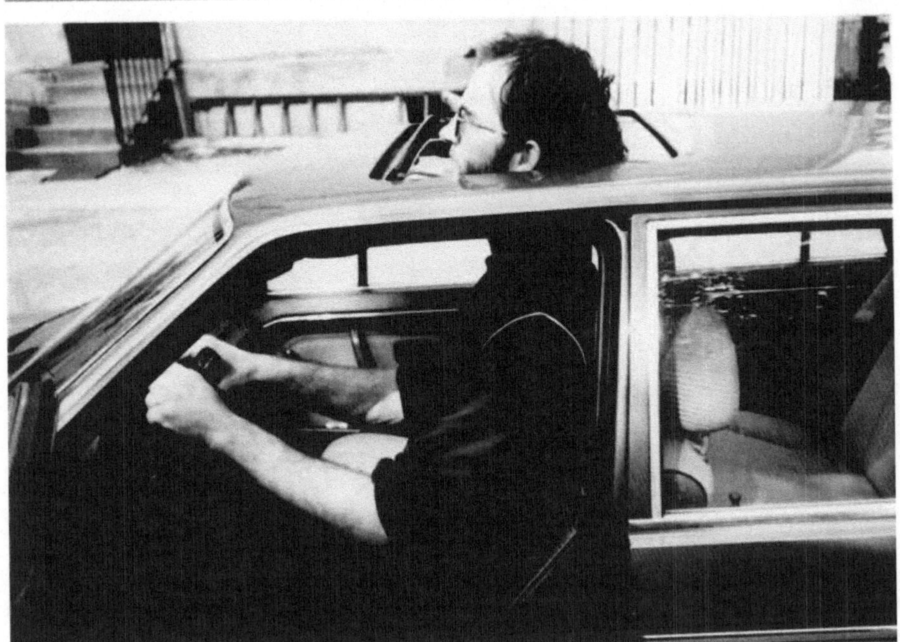

Abb. 8.3. Patient mit Riesenwuchs und Symptomen der Akromegalie

Die transnasale OP des großen, eindeutig invasiv gewachsenen Adenoms war recht mühselig. Unter Einsatz von Spiegeln und Spülsaugern gelang die Adenomentfernung schließlich radikal und selektiv. Zur Sicherheit wurde in diesem Fall die intraoperative GH-Messung auf 90 Minuten (sonst 60 Minuten) nach Tumorentfernung verlängert (Abb. 8.4). Der Abfall des GH von 112 auf 2,6 µg/l und am folgenden Morgen auf 1,4 µg/l bewies die Radikalität. Die endokrinologischen Nachkontrollen bestätigten langfristig die Normalisierung der GH- und IGF-1-Spiegel unter Erhaltung der Hypophysenfunktion.

Leider sollten die Probleme mit den Folgen der Akromegalie hiermit nicht beendet sein. Der Patient litt weiter an Darmblutungen bei Entzündungen im verlängerten Enddarm. Ein halbes Jahr nach der Hypophysen-OP wurde eine Brustwirbelsäulen-OP erforderlich, um eine beginnende Querschnittslähmung zu beseitigen.

Der als Beamter im Bauwesen beschäftigte Patient war durch ständige Schmerzen in der Wirbelsäule, den Hüftgelenken, den Beinen und der Füße stark behindert; Grund dafür waren starke osteochondrotische und arthrotische Veränderungen. Außerdem litt er zusätzlich unter einer ausgeprägten Struma.

In Kombination mit einer angeborenen Schwerhörigkeit (60%) und den Riesenwuchsfolgen wurde schließlich erst 1989 eine Schwerbehinderung von 90% anerkannt. Herr M. musste um die Anerkennung fast 10 Jahre mit Hilfe

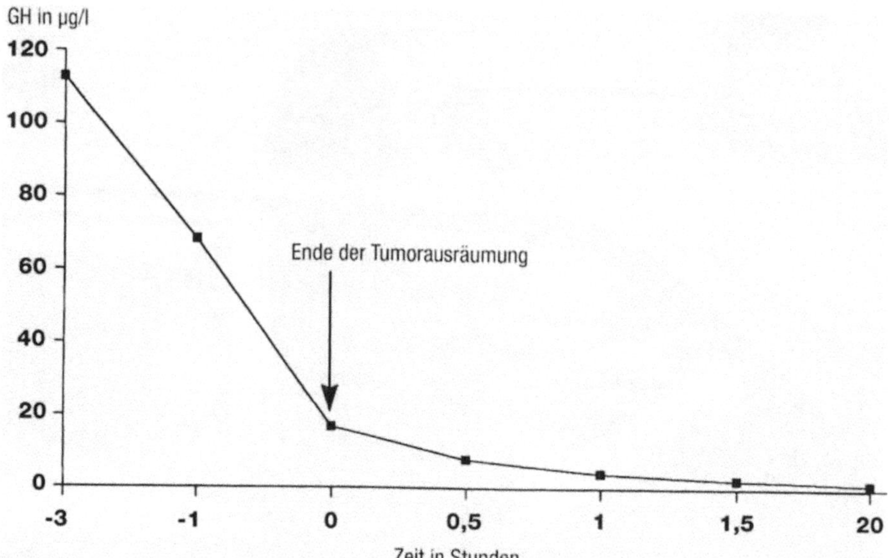

Abb. 8.4. GH-Spiegel bei selektiver Adenomektomie eines Patienten mit Riesenwuchs und Akromegalie

von Anwälten kämpfen. In diesem Zusammenhang hatten Hausarzt, Orthopäden, Humangenetiker und verschiedene Amtsärzte zwar immer wieder die Begriffe Riesenwuchs und auch Akromegalie erwähnt, aber dies nicht als untersuchungs- oder behandlungsbedürftig eingestuft.

Herr M. sieht mit den vielen Behinderungen seiner Zukunft skeptisch entgegen. Er versuchte, den Hausarzt wegen unterlassener Aufklärung zu verklagen. Das Verfahren wurde aber wegen Verjährung nicht eröffnet. Aus den Bildern, die der Patient zur Verfügung stellte, geht nur begrenzt hervor, was eine zu späte Behandlung wirklich bedeutet.

8.3
Warum wird die Akromegalie erst so spät diagnostiziert?

Zugegeben, die Akromegalie ist eine seltene Erkrankung. In einer Stadt wie Berlin werden nicht mehr als 10 bis maximal 15 Neuerkrankungen pro Jahr zu den existierenden 250–300 Akromegalen hinzukommen, d. h die meisten in dieser Stadt oder auch sonst wo praktizierenden Ärzte werden in ihrer beruflichen Laufbahn nie selbst einen Patienten mit Akromegalie in ihrer Sprechstunde erleben. Auf der anderen Seite ist das Vollbild der Erkrankung schon aspektmäßig so typisch, dass auch unerfahrene Kollegen, auch Studenten,

wenn sie bei einer Lehrvisite in einer Universitätsklinik mit einem Akromegalen konfrontiert werden, sofort die richtige Diagnose stellen. Dies ist insofern bemerkenswert, wenn gerade dieser Patient dann berichtet, dass er
schon seit über 8 Jahren bei seinem Hausarzt wegen eines Diabetes mellitus
in regelmäßiger Kontrolle ist und letzterem auch schon häufig gegenüber
geklagt habe, dass er vermehrt Kopfschmerzen habe und in der letzten Zeit
sehr stark schwitzen müsse. Wieso hat der erfahrene Hausarzt dann die Diagnose »Akromegalie« nicht gestellt, die der unerfahrene, aber aufmerksame
Student im letzten klinischen Semester sofort stellen konnte? Oft ist übrigens
auch dieser Patient nur deshalb mit der Verdachtsdiagnose »Akromegalie« in
die Klinik eingewiesen worden, weil die Vertretung des Hausarztes, die ganz
unbefangen den Patienten zum ersten Mal gesehen hat, die Diagnose ebenso
stellen konnte wie der Student.

Die Gründe, warum der erfahrene Kollege die Diagnose »Akromegalie«
nicht gestellt hat – noch immer ist die Latenz zwischen ersten Symptomen
und Diagnose der Akromegalie 8 Jahre – sind die Folgenden:
- Die Erkrankung ist eben so selten, dass überhaupt nicht daran gedacht
  wird und somit die Akromegalie differentialdiagnostisch nicht in Betracht
  gezogen wird.
- Die phenotypischen Veränderungen erfolgen so allmählich, dass insbesondere der Hausarzt, der den Patienten regelmäßig sieht, sich an die akromegalen Stigmata »gewöhnt« und sie für eine charakteristische pheno-
  typische Ausprägung des jeweiligen Patienten hält.

Nur der Kollege, der den Patienten noch nie gesehen hat und der mit den
typischen Gesichtszügen, den akromegalen Veränderungen an Händen und
Füßen konfrontiert wird, wird praktisch auf die Diagnose der Akromegalie
gestoßen, eine Erkrankung, an die er sich aus Studienzeiten und aus Bildern
in Lehrbüchern erinnert. Kurzes Nachfragen nach Veränderung der Ring-
und Schuhgröße unterstützen die Diagnose. Dass Akromegale auch Kopfschmerzen haben, wie die Patienten sehr eindrucksvoll berichten, vermehrte
Schweißneigung aufweisen, sodass sie gezwungen sind, mehrmals am Tag zu
duschen, dass sie Probleme mit ihrer großen Zunge haben und die Zähne
auseinander rücken, ist vielen Kollegen weniger bekannt. Auch die Viszero-
megalie mit Vergrößerung der Schilddrüsen, die Kardiomegalie, die besonders schmerzhafte Arthropathie sowie neuropathische Beschwerden, insbesondere das Karpaltunnelsyndrom, sind so typisch für die Akromegalie,
dass schon das gemeinsame Auftreten mehrerer dieser insgesamt häufig zu
beobachtenden Symptome einen zumindest daran denken lassen sollte, es
könnte sich um eine Akromegalie handeln.

Da die Akromegalie einfach durch eine gezielte Hormonbestimmung zu
diagnostizieren ist – eine Blutabnahme zur Bestimmung von Wachstumshormonen und IGF-1-Spiegel zu irgendeiner Tageszeit –, ist es nicht
einzusehen, warum es im Mittel immer noch 8 Jahre dauert, bis die Dia-

gnose gestellt wird, eine Zeit, in der viel Leiden stattgefunden hat (s. die Krankenberichte) und es zu z. T. irreversiblen Veränderungen, insbesondere am Bewegungsapparat, aber auch am Herzen (Kardiomyopathie) gekommen ist.

Unser Plädoyer ist, häufiger an die Akromegalie zu denken und auch – wenn die Symptome nicht so typisch sind, weil vielleicht noch im Frühstadium – eine Hormonbestimmung, d. h. Wachstumshormon und IGF-1, zu veranlassen. Meistens wird durch diese einfache Maßnahme die Krankheit ausgeschlossen, in seltenen Fällen wird sich aber die Diagnose bestätigen, wobei es sich dann hoffentlich um eine Frühdiagnose handelt.

Die Akromegalie ist in der Tat eine seltene Erkrankung – sorgen wir dafür, dass sie nicht deshalb selten ist, weil wir selten daran denken.

8.4
Akromegalie aus der Sicht der Patienten

Die nachfolgenden Patientenkasuistiken entstanden mittels eines standardisierten Fragebogens, der als Leitfaden für die persönlichen Patienteninterviews diente. Die Gespräche wurden phonetisch aufgezeichnet und anschließend zu Papier gebracht.

Zwei Patienten beantworteten den Fragebogen schriftlich. Der Inhalt der Tonbandaufzeichnungen wurde originalgetreu wiedergegeben, Kürzungen oder Änderungen wurden ausschließlich in Einverständnis mit den Patienten vorgenommen.

Wir möchten uns an dieser Stelle sehr herzlich bei den Patienten bedanken, die sich für die Interviews zur Verfügung gestellt und sich bereit erklärt haben, ihre persönliche Krankengeschichte in diesem Buch veröffentlichen zu lassen. Eine derartig umfangreiche Sammlung von Krankheitsverläufen aus Sicht der Betroffenen wurde bisher nicht veröffentlicht und wäre ohne Mithilfe der Patienten sicherlich nicht realisierbar gewesen.

Für die Unterstützung bei der Durchführung der Interviews danken wir Herrn Uwe Damme von id-Quality of life, Köln.

8.4.1
Dann habe ich gedacht:
Du gehst nicht mehr hin. Du lässt dir nicht noch mehr Zähne ziehen

Interview mit I.K.
Es fing mit Kopfschmerzen an.

Ich hatte einfach Kopfschmerzen. Die kamen und waren wieder weg. Meist war das so, in der linken Gesichtshälfte. Ich wusste nicht, wo kommt es jetzt her? Kommt es jetzt vom Kopf oder von der Nase oder vom Ohr? Ich konnte es einfach nicht sagen – es konnten auch die Zähne sein.

Ich war damals so 26/27 Jahre alt und der Hausarzt hat gesagt, das ist Migräne.

Ich war 33, da habe ich gesagt, ich gehe jetzt zum Hals-Nasen-Ohren-Arzt. Die linksseitigen Schmerzen, die waren immer da. Das ließ nicht mehr nach. Ich stand morgens auf und hatte diese Schmerzen im Gesicht, die ganze linke Gesichtshälfte. Und dann habe ich gedacht: Mensch, du hast die Nase zu. Geh nochmal zum Hals-Nasen-Ohren-Arzt. Dann bin ich dahin gegangen und der hat die Nase durchgestoßen, das war alles …

Ich fing auch sehr früh an zu schwitzen. Ich war 35, da kriegte ich wahnsinnige Hitzewallungen, wie in den Wechseljahren. Das war so unangenehm. Ich hatte dabei eine Haut wie ein Fisch. Das habe ich auch oft beim Arzt gesagt, auch beim Frauenarzt.

Die Veränderung der Haut und dann dieses Schwitzen! Wahnsinniges Schwitzen. Ganz einfach so. Richtig nass. Der Schweiß, der stank so – war aber kalt. Die Haut war kalt und trotzdem …

Dann bin ich zum Zahnarzt gegangen. So drei, vier Wochen nach dem Hals-Nasen-Ohren-Arzt. Können auch fünf gewesen sein. Aber viel später nicht. Ach, hat der gesagt, wir müssen einen Zahn ziehen. Ganz klar. Der muss raus. Und so wurden mir dann nach und nach die Zähne gezogen. Und dann kriegte ich eine Brücke. Ich wollte ja nicht ohne Zähne rumlaufen. In dem Alter legt man ja noch Wert darauf, denke ich mal einfach. Ich war noch keine 40. Mit 36, da hatte ich oben schon zum ersten Mal so Brücken. Da waren dann zwei, drei Zähne dran, die hat der Zahnarzt mir gezogen, die Schmerzen im Gesicht ließen aber nicht nach. Dann, gut ein Jahr später – ich habe die Zähne immer eingehalten. Auf einmal denke ich nachts, was ist denn jetzt los? Boah, ich könnte die Zähne rausschmeißen. Habe ich gedacht. Ich könnte sie wirklich rausschmeißen. Dann bin ich noch mal hingegangen. Ach, sagt der, das ist alles in Ordnung. Aber wir müssen dann unten auch ein paar ziehen. Und an der Seite welche ziehen. Gut. Hat er dann auch gemacht. Und dann habe ich gesagt: Ich halte das nicht mehr aus. Ich muss die Zähne raustun nachts. Ja, dann tun Sie sie doch mal eine Stunde raus. Habe ich gemacht. Und dann war ich verzweifelt und dann habe ich gedacht: Nein, du tust die Zähne jetzt einfach raus. Und dann kriegte ich die morgens ganz schlecht rein. Das war jetzt so vielleicht innerhalb von einem halben Jahr. Dann kam ich wieder zum Zahnarzt und dann hat der mit mir gemeckert, da hat der gesagt: Die teuren Zähne! Wie kann man denn so teure Zähne raustun. Sie sollen die doch immer einhalten! Ich sage: Ich mache es nicht mehr. Der wurde richtig giftig: Jetzt können wir neue Zähne machen! Ich sage: Das muss doch irgendeinen Grund haben. Ja, ich ziehe den einen Zahn. Dann müssen wir ein ganz neues Gebiss machen. Ich habe das noch über mich ergehen lassen. Und dann weiß ich noch ganz genau, dann habe ich gedacht: Du gehst nicht mehr hin. Du lässt dir nicht noch mehr Zähne ziehen. Ich war es leid. Ein Jahr später fiel mir Silvester ein Zahn aus vorne. Neujahr – einfach so, mit Wurzel. Dann bin ich wieder hingegangen und habe gesagt: Gucken Sie sich das mal an, das kann doch nicht normal sein. Irgendetwas kann nicht stimmen. Ach, das hat man schon mal, hat er mir erzählt. Und dann kam eine neue Zahnärztin dahin oder eine Assistenzärztin, die hat das auch nicht gemerkt. Die hat mir die Zähne gezogen, müssen wir oben ziehen, müssen wir unten ziehen. Bis ich dann nur noch ein paar Zähne hatte. Und dann habe ich gesagt: Das drückt wieder, also irgendetwas kann da nicht stimmen. Ja, dann müssen wir noch mal ein bisschen ändern und wieder abhobeln. Ich war nur noch beim Zahnarzt.

Ja, und dann die Kopfschmerzen. Beim Hausarzt. Ich sage: Ich halte das nicht mehr aus vor Kopfschmerzen. Die Zähne sind in Ordnung. Und so ging das dann immer, bis ich so 45 war. Dann fing es mit dem Unterleib an. Ich bekam da wahnsinnige Schmerzen.

Ich hatte da Probleme, richtige Probleme. Der Frauenarzt hat die normalen Untersuchungen gemacht – Unterleib und Brust –, die man eben macht … Und dann die Schilddrüse, da musste ich zum Schilddrüsentest. Ich wurde immer nervöser und dann habe ich auch abgenommen. Ich war richtig dünn.

In der Radiologie, der hat mit mir gesprochen. Und hat mich auch gefragt, sagt er: Haben Sie denn schon mal gemerkt, dass Sie größere Füße kriegen? Nein, habe ich gesagt, habe ich nicht gemerkt. Ich habe dann Schilddrüsentabletten gekriegt, bin da ein Jahr später wieder hingegangen und da sagt er: Ist ja schon wunderbar. Die Schilddrüse ist schon wieder kleiner geworden, eben durch die Einnahme der Tabletten. Und ich musste die Tabletten dann auch weiternehmen. Die hat der Hausarzt mir weiter verschrieben.

1981, das werde ich nie vergessen. Ich konnte es nicht mehr aushalten vor Schmerzen. Kopfschmerzen, Zahnschmerzen und die Nase und die Seite und das Ohr. Ach Gott, ich wollte schon zum Heilpraktiker gehen, weil ich gedacht habe: Mensch, irgendwo muss das doch herkommen. Das bildest du dir doch gar nicht ein …

Und dann hat der Hausarzt zu mir gesagt: Wir müssen den Kopf untersuchen. Nach dem Röntgen wurde der Bericht zu meinem Hausarzt geschickt. Der war in der Zwischenzeit krank und ich traf nur seine Vertretung an. Dieser sagte immer wieder: Ach, das ist alles in Ordnung. Nein, vom Kopf kommt nichts. Ist alles in Ordnung. Den Bericht vom Arzt hat er mir aber nicht gezeigt.

Dann habe ich aber gesagt: Irgendetwas kann mit mir nicht stimmen, ich habe auch so viel Durst, ich habe bestimmt Zucker. Gut. War so. Zuckertest. Ich hatte Zucker. Ich habe auch einen unwahrscheinlichen Haarwuchs an den Beinen, an den Armen.

Dann habe ich mir gesagt: Ich glaube, ich gehe noch mal zum Frauenarzt. Habe mit dem Frauenarzt noch mal gesprochen, auch über den Haarwuchs. Aber der hat auch nichts gemacht. Auch keine Hormonuntersuchung. Und dann musste ich ins Krankenhaus. Dann wurde ich an der Brust operiert. Es waren Knoten da, die traten einfach auf. Und ich weiß nicht mehr, an wie viel Stellen. Die waren allerdings immer gutartig. Da waren sehr viele Kalkablagerungen.

Dann wurde ich immer dicker. Ich nahm zu. Richtig schön. Wunderbar war das. Ich war ganz verzweifelt. Zucker stieg, der Blutdruck, Cholesterinspiegel. Ich habe dann einen Diätkursus gemacht. Im Krankenhaus.

Ich konnte zu dem Zeitpunkt schon ganz schlecht essen. Ich habe nur noch von Rohkost gelebt. Und da sagt die Ärztin zu mir: Ach, sagt sie, Mensch, Sie sehen doch gar nicht danach aus. So schwer sind Sie nicht. Nein, sage ich, ich habe mittlerweile 90 kg. Man sah mir das damals noch nicht an. Wenn Sie rauskommen, eine Woche später, sollen wir mal sehen, 5 kg sind runter. Aber 4 bestimmt. Ich garantiere Ihnen das. Und dann habe ich das auch die ganze Woche durchgezogen. Und da sagte einmal eine Diätassistentin: Wissen Sie, Sie müssen eigentlich ein bisschen mehr essen. Sie essen viel zu wenig. Ich sage: Ich kriege das nicht mehr runter. Ich sage, ich habe ein Gefühl, als ob der ganze Hals, als ob alles zu sitzen würde. Ich kann einfach nicht mehr essen. Da sagt sie: Das gibt es doch nicht! Verstehe ich nicht. Aber warten Sie mal erst die Woche ab, mit Sport und allem möglichen. Ja, und nach einer Woche hatte ich 3,5 kg zugenommen.

Ich habe viel weniger gegessen, als ich eigentlich durfte. Und trotz Sport und allem möglichen. Ich habe gedacht, du bist hier einfach nicht richtig. Und dann sagt die Ärztin zu mir, wir ziehen Ihnen mal Wasser aus der Lunge. Sie haben mit Sicherheit Wasser in der Lunge. Ich war richtig verzweifelt. Ganz ehrlich. Ich wusste nicht mehr, wie es weitergehen sollte.

Meine Tochter hat mich damals abgeholt und fragte erstaunt: Wie siehst du denn aus? Ich sage: Weißt du, ich bin richtig verzweifelt. Ich bilde mir doch so was nicht ein. Irgendetwas stimmt mit mir nicht. Guck mich doch mal an. Ich bin gar nicht mehr ich selber.

Ich hatte so riesengroße Füße. Aber ich habe da nicht drüber gesprochen. Das war vielleicht meine Schuld. Auch die Hände. Man konnte sehen, wie groß die Hände waren, der Kopf, das Gesicht.

Eine Schwester, die hat das dann gemerkt. Und die hat dann gesagt: Wissen Sie, Sie sehen so komisch aus. Gehen Sie mal zum Augenarzt. Ich antwortete: Wissen Sie, ehrlich, ich habe gar keine Lust mehr. Schlecht sehen kann ich auch. Ich müsste auch eine neue Brille haben.

Dann sollte ich mir zwischendurch – das war gleich nach der Diät – auch die Mandeln herausnehmen lassen, weil ich nicht mehr essen konnte. Und ich habe geschnarcht. Ich habe Gott und die Welt zusammengeschnarcht. Ich bin von meinem eigenen Schnarchen wach geworden. Dann sagt der Hals-Nasen-Ohren-Arzt: Ich nehme Ihnen die Mandeln raus, dann hört das auf. Und dann hatte ich einen Termin zum Mandeln herausnehmen und da sagt er: Wissen Sie, jetzt sind so viele Leute, die möchten in den Herbstferien den Kindern gerne die Mandeln herausnehmen lassen. Ich habe da jetzt keine Zeit für.

Mittlerweile hatte ich schon ein Vierteljahr gewartet. Und da sagt meine Tochter: Ich rufe jetzt nach dem Essen meinen Arzt an und da fährst du sofort mit mir hin. Und dann hat sie telefoniert und hat erklärt: Meine Mutter sitzt hier auf gepackten Sachen. Die soll die Mandeln rauskriegen. Die soll mal sofort kommen.

Wir sind sofort hin. Er mich angeguckt und dann hat er gesagt: Wissen Sie, nicht nur die Mandeln, Ihr Zäpfchen ist so groß und die Schleimhäute, das hängt alles so runter, wissen Sie, wir machen das morgen sofort. Und dann hat er mich operiert. Hat mir die Mandeln rausgenommen, der hat das Zäpfchen kleiner gemacht. Ich sage: Ich habe eine Zunge, die ist so dick. Und meine Zähne passen, glaube ich, auch nicht mehr. Das wurde überhaupt nicht besser.

Ich wurde immer dicker. Ich nahm zu. Die Operation war gut überstanden und dann bin ich zum Augenarzt gegangen, vorher bin ich auch noch an der Schilddrüse operiert worden. Wissen Sie was, sagt der Augenarzt, Sie haben Akromegalie. Ja, sage ich, sicher, ich habe Akromegalie. Jetzt erzählen Sie mir mal irgendetwas anderes, aber ich weiß nicht, was das ist. Da guckt der mich an, sagt er: Sie haben einen Hypophysentumor. Ja, ich sage, ich werde wohl einen Tumor haben. Ich sage, die Vermutung habe ich mit Sicherheit. Irgendwo sitzt ein Tumor. Und ich weiß das nicht. Da sagt er: Wissen Sie, ganz ehrlich, wissen Sie nicht, was Sie haben, welche Krankheit? Das sieht man Ihnen doch an. Nein, sage ich, keine Ahnung.

Und dann hat er sämtliche Termine abgesagt und hat mir das dann erst erklärt. Das fand ich unheimlich nett. Er sagte: Ich helfe Ihnen jetzt sofort weiter. Als ich ihm dann gesagt habe, was ich alles mitgemacht habe, Schilddrüsenoperation, Unterleibsoperation und Zähne kurz vorher, sagt er, gehen Sie zum Neurologen und lassen sich mal erst untersuchen.

Und dann bin ich erst in die Kernspintomographie gegangen.

Und der hat gesagt: Ich würde vorschlagen, ich schreibe jetzt sofort einen Bericht, dass Sie sofort in die Uniklinik fahren. Lassen Sie sich in der Uniklinik operieren. Der Tumor ist schon so groß, der sitzt schon kurz vor dem Sehnerv. Sie können auch schlecht sehen. Und das Blickfeld war tatsächlich eingeschränkt. Also der Tumor saß ungefähr am Sehnerv. Ich kann jetzt nicht mehr sagen, wie groß der war.

Der Tumor ist dann durch die Nase entfernt worden. Als die Operation dann vorbei war, hatten die mir dann gesagt, wir können ihn nicht ganz wegnehmen. Dann habe ich zuerst das Sandostatin selber gespritzt, täglich. Das ist ziemlich lästig, muss ich ganz ehrlich sagen. Und dann bekam ich einen Anruf aus der Uniklinik, ich könnte an einem Test teilnehmen, wenn ich wollte – mit dieser Monatsspritze. Das ist doch angenehmer.

Von den ersten Beschwerden, das waren ja die Kopfschmerzen, bis zur ersten Operation, wie viel Zeit ist da ungefähr vergangen?

Also da war ich 26, bin jetzt 58. Wann bin ich jetzt operiert worden? 1992. Zählen Sie noch mal – ja, 32 Jahre, die sind vergangen, bevor die Akromegalie erkannt worden ist.

Wie geht es Ihnen jetzt?

Jetzt bin ich im Normbereich. Ich habe heute keine Knoten mehr in der Brust, also da waren immer Knoten, die sind nach der Operation komischerweise nicht wieder aufgetaucht. Allerdings sind dann dafür eben so Darmgeschichten aufgetaucht. Da bin ich auch gerade wieder operiert worden am Darm. Man hat mir ein Stück Darm weggenommen. Es wächst ja alles. Der Darm war einen halben Meter länger. Es musste weg. Im Moment geht es mir ganz gut.

8.4.2
Als ob mir eine Granate im Kopf explodiert wäre ...

Interview mit P. Bl.
Heute geht's mir gut. Aber das ist bei mir seit der ersten Operation sehr unterschiedlich.

Ich bekomme gegen meine Schmerzen ja ständig Morphium, aber seit dem Morphium geht's mir beständig besser.

Welche Schmerzen haben Sie?

Das sind ganz unterschiedliche Kopfschmerzen, zum Teil migräneartige Schmerzen. Bei den Voruntersuchungen bei verschiedenen Ärzten wurde ich auch auf Trigeminus und Neuralgie geprüft. Das ist im Grunde genommen kein normaler Schmerz. Es ist kein Clusterschmerz, es ist kein Migräneschmerz, es ist nicht einseitig, sondern es ist im Kopf. Das Einzige, was bei dem Schmerz von Anfang an normal war, war dass der im Kiefer anfing.

Ich war bei einem Zahnarzt, der hatte mir eine Füllung gemacht. Und ich bin dann bei dem noch siebenmal gewesen. Der hat mir also siebenmal den Zahn aufgemacht, weil ich mich immer wieder über die Füllung beschwert habe. Sagte der: Was? Ich kann Ihnen nur sagen, Sie haben Zähne, wenn jeder hier in Bonn solche Zähne hätte wie Sie, dann brauchten wir zwei, drei Zahnärzte und dann hätten wir noch zu wenig zu tun.

So fing das also an mit diesem Schmerz. Ich hatte das Gefühl, dass der mehr im Kiefer war als im Zahn, so hinten im Kieferbereich.

Später bin ich mal in der Kieferklinik gewesen, und habe mir das Gebiss untersuchen lassen. Und da wurden Deformationen festgestellt im Gelenkteil, es stimmte also einiges nicht mehr im Mund, die Zähne sind verstellt und ich hatte Unterbiss. Das fing mit diesem Kieferschmerz an und wenn ich nicht schnell irgendetwas dagegen unternommen habe, egal ob süßes Essen oder Gelonida, ging das los. Weil ich vorher nie Kopfschmerzen hatte, kannte ich das gar nicht.

Seit wann haben Sie diese Schmerzen?

Ja, ich kann das jetzt nicht mehr ganz genau sagen, aber ich würde mal sagen, so seit Ende 76.

Ich bin vorher von einer Neurologin behandelt worden wegen Kopfschmerzen. Aber das war noch mal ein ganz anderer Schmerz. Ich hatte da auf einmal einen wahnsinnigen Schmerz im Kopf bekommen, wie ein Schuss. Als ob mir eine Granate im Kopf explodiert wäre. Das war also entsetzlich. Ich war derart fertig danach, praktisch den ganzen Tag nicht mehr arbeitsfähig. Obwohl der Schmerz relativ kurz angehalten hat. Aber ich war nachher so klapprig und regelrecht geschafft.

Nach diesem Schmerz war ich in neurologischer Untersuchung, aber da ist auch nichts Vernünftiges gefunden worden. Das war so Ende 76 herum.

Hatten Sie denn vorher schon andere Symptome, andere Anzeichen, die dann aber ohne Beschwerden verliefen?

Bevor ich in die Lehre ging, hatte ich also schon mal auf dem Bau gearbeitet, da waren die Hände auch so um ein Fingerglied auseinander gegangen durch die schwere Arbeit.

Und irgendwann mal später kam meine Cousine zu Besuch, die hatte ich 11 Jahre lang nicht gesehen. Und da sagte die mir: Hör mal, du hast dich so verändert, du bist so grobschlächtig geworden, ich würde dir dringend empfehlen, geh mal zu deinem Arzt und sag dem, ich hätte dir gesagt, du hättest möglicherweise was an der Thymusdrüse.

Das war an einem Wochenende. Und ich bin dann montags zu meinem Arzt hin und dem habe ich das dann gesagt: Ja, sagt er, können Sie sich noch entsinnen, vor einiger Zeit habe ich Ihnen das auch schon gesagt, – 74/75 mag das gewesen sein, also zwei Jahre vorher oder drei Jahre vorher – habe ich Ihnen mal gesagt, dass Sie so schwere Hände bekommen haben. Ja, sagt er, sehen Sie, und aufgrund der Aussage untersuchen wir Sie jetzt aber mal richtig. Und dann hat der mich zur Neurochirurgie geschickt, zur endokrinologischen Abteilung und hat eine Hormonuntersuchung machen lassen. Da waren alle Werte total daneben. Und dann ist also die erste Operation gemacht worden. Wie gesagt, das war also etwa 75.

Sie haben vorhin gesagt, Sie haben direkt nach der Schule vor der Lehre mal eine Zeit lang auf dem Bau gearbeitet. Da sind die Hände um ein Fingerglied größer geworden?

Ja, da mussten wir mal eine Zeit lang so Träger zusammenschrauben, solche Einschalungsträger. Ist ja auch schwer dann. Vor allen Dingen, wenn man vorher auf der Schule war. Und als Hilfsarbeiter, da hat man da ewig Zementsäcke geschleppt oder so, die schwersten Arbeiten, die so am Bau zu machen waren. Na ja, dabei habe ich das festgestellt, dass die Hände auseinander gingen. Das war dann noch mal 12 Jahre vorher. So 64 herum oder so.

Sind Ihre Hände dann, nachdem diese schweren Arbeiten aufgehört hatte, wieder kleiner geworden?

Ich habe danach meine kaufmännische Lehre gemacht und so, dann ging das wieder zurück. Und ich hatte zu dieser Zeit – ich kann Ihnen da auch noch Passbilder zeigen – eher ein schlankes Gesicht. Und das hat sich dann im Laufe der Zeit, wenn man dann die Reihe sieht, verändert.

Wann sind in dieser Bilderreihe für Sie die ersten Veränderungen sichtbar?

Ja, im Nachhinein haben diese Veränderungen so nach dem 25. Lebensjahr stark angefangen. Das war – also ich bin 45 geboren – um 1970 herum.

Und der Prof., der damals der Operateur war, der hat mich gefragt, ob Zufallsaufnahmen vom Kopf da sind. Und ich hatte mal mit dem 18. oder 19. Lebensjahr einen schweren Verkehrsunfall, hatte dabei eine schwere Gehirnerschütterung bekommen und wusste also, dass es davon eine Röntgenaufnahme im Krankenhaus gab. Und diese Aufnahmen hat der sich angefordert. Und er sagte mir also: Nach unserem heutigen Wissen hätte man damals auf der Aufnahme schon die Veränderungen sehen können. Und diese Aufnahme ist so 63/64 gemacht worden.

Dann ist von diesem Röntgenbild bis zur Diagnose und der Operation möglicherweise eine Zeit von 14 Jahren vergangen?

Ja, ja, da hat sich der Tumor dann offenbar entwickelt. Aber ich habe – sagen wir mal, vor dem Autounfall – habe ich sowieso gar nicht gewusst, was Kopfschmerzen sind.

Und dann diese stechenden Kopfschmerzen, diese Granate im Kopf. Das ist mir noch ein paar Mal vor der ersten Operation passiert. Aber in unterschiedlichen Abständen. Als es das zweite Mal war, da hatte ich schon die Angst vor dem nächsten Mal, weil ich dachte: Mensch, das wiederholt sich ja.

Ich habe damals nach der Operation einiges mitgemacht. Es fing damals mit dem Pravidel an, das ich dann nach der Operation bekam. Und dann

Somatostatin über Spritze, dann über Pumpe, also mit der Kanüle da am Bauch. Dann von Gelonida bis zu einer Reihe starker Schmerzmittel, bis ich mehr Schmerzen von den Tabletten bekam.

Ich hatte ständig mit den Kopfschmerzen zu tun, habe aber auch immer festgestellt, wenn ich viel Süßes gegessen habe oder wenn ich Alkohol getrunken habe, also einen halben Schnaps, dann gingen die Kopfschmerzen rasch weg, kamen aber nach zwei Stunden wieder. Dann habe ich vielleicht nach einer weiteren Stunde wieder einen halben genommen. Da konnte es sein in diesen Zeiten, dass ich abends bei einem Wasserglas angelangt war. Mit Schmerzruhe von zwei Stunden. Wenn ich erzählt habe, ich fahre abends, wenn ich von der Arbeit komme, bei der Bäckerei vorbei, hole mir fünf Teilchen, möglichst süße, Mohrenkopf mit Sahne und so, und dann esse ich die und in einer halben Stunde sind meine Kopfschmerzen vergessen für fünf Stunden. Dann haben die mich angeguckt, als ob ich nicht mehr alle Tassen im Schrank hätte.

Die Schmerzgeschichte, mit allen Versuchen, das in den Griff zu bekommen, war schon nach der Operation. Ich hatte dann erst mal einen freien Kopf nach der Operation, aber ein Vierteljahr später ging des wieder los.

Das Adenom soll ungefähr walnussgroß gewesen sein. Und konnte durch die erste Operation nicht vollständig entfernt werden. Genau im Operationsfeld lag die Schlagader. Das war die Schwierigkeit dabei. Deswegen hat das nicht geklappt.

Dann kam 84 die zweite Operation. Sieben Jahre später. Ist auch nicht bestrahlt worden nachher. Und dann hatte ich etwas mehr Zeit. Im März war die Operation und dann bekam ich also so ab August wieder Schmerzen, dann ging das wieder los im Kiefer.

Wenn Sie jetzt noch einmal zurückdenken, in der Zeit vor der ersten Operation, waren da schon Veränderungen im Kiefer?

Nein, ich hatte als Kind mal so eine Klammer bekommen. Da ist eine Regulierung gemacht worden. Und da hatte ich also einen ganz normalen Biss. Und dann, Anfang 30, da bekam ich den Kreuzbiss. Das lief schon parallel so mit der ersten Operation. Das hat keine Beschwerden gemacht, und das ging auch wieder zurück. Ob das jetzt zurückging in Verbindung mit den Operationen, kann ich nicht sagen, weil ich erst nach der dritten Operation darauf aufmerksam gemacht worden bin, dass die Zähne so stehen.

Welche Medikamente haben Sie genommen?

Also, erst ging es mal los mit dem Pravidel, dann waren wir mit dem Pravidel nicht mehr weitergekommen. Und dann kam das Dopergin und dann das Sandostatin bzw. Somatostatin und danach kam das Morphium.

Ich habe von dem Sandostatin nachher dieselben Schmerzen bekommen wie auch von den Schmerztabletten. Das half mir nicht mehr. Und zwischendurch konnte es auch mal passieren, dass ich die Pumpe auf Dauerlauf laufen lassen musste, dass ich also wesentlich mehr eingespritzt hatte, als ich normalerweise hätte brauchen sollen. Und dann kamen parallel natürlich immer noch irgendwelche Schmerzmittel dazu, bis das also nicht mehr ging.

Der Tumor ist jetzt nach der dritten Operation ausgeräumt, die ist in einem spezialisierten neurochirurgischen Zentrum gemacht worden. Der Professor dort sagte: Die Operation, das ist für uns als Nachoperation Tagesroutine. Aber Sie müssen mir versprechen, dass Sie nach der Operation direkt eine Bestrahlung machen lassen. Denn sonst kann es wiederkommen. Ich habe mich dann bestrahlen lassen. Und seitdem ist Ruhe.

Nach der letzten Operation habe ich mich eigentlich am schlechtesten gefühlt. Und es fing auch ganz früh wieder mit den Schmerzen an, sehr schnell, ich glaube, drei oder vier Wochen hat das nur gedauert, dass ich da ohne irgendwelche Sachen ausgekommen bin. Ich musste dann auch Unmengen Süßes essen, ich habe beispielsweise Schokolade, so ganze Zehnerriegel gegessen ehe die Schmerzen nachliessen.

8.4.3
Ich habe überhaupt keine Beschwerden gehabt und habe auch nichts gemerkt

Interview mit H. K.

Mir geht es sehr gut. Mir ging es vorher auch sehr gut. Ich habe überhaupt keine Beschwerden gehabt und habe auch nichts gemerkt.

Das heißt, ich hatte kleine Hinweise, die ich auch verfolgt habe durch Mediziner. Aber da ich Privatpatientin bin, hatte ich immer so das Gefühl, die Ärzte guckten so, als ob sie dachten, die scheint zu viel Zeit zu haben. Weil es eben nur winzige Dinge waren, die allerdings auch der Familie aufgefallen waren. Das eine war, dass meine Stimme tiefer wurde. Da hieß es: Das sind die Wechseljahre. Damit war die Sache abgehakt.

Dann habe ich laufend meine Ringe weiter machen müssen, weil ich hier so Knochenverdickungen hatte. Da hat der Orthopäde eine Knochendichtemessung gemacht und hat gesagt: Das ist keine Osteoporose.

Außerdem wurden meine Füße immer größer. Nun jogge ich sehr viel, in der Woche ungefähr 30 km. Ich habe dann Einlagen gebraucht und es hieß: Ja, durch das viele Laufen und die Einlagen, da habe ich dann eine Nummer größere Schuhe gekauft. Mein Mann hat sich nur gewundert. Die Skistiefel waren zu klein. Sagt er: Also du hast doch gerade welche gekauft, das kann doch nicht sein! Sind die schon wieder zu klein! Ich sage: Sie drücken aber.

Ich kam zu meiner Hautärztin, wieder einmal nach 1,5 Jahren. Die guckte mich an und sagte: Sie haben sich irgendwie verändert. Da hatte ich die Haare ein bisschen anders. Aber sie sagte: Sie sind in der Kinnpartie breiter geworden. Ich erinnerte mich, dass ich beim Kauen immer mal so ein knackendes Geräusch hatte. Ich war in der Uniklinik und die sagten, das sind Verspannungen.

Also jeder der anderen Ärzte hat es abgetan, selbst der Zahnarzt. Und die Hautärztin sagt: Ich meine, Sie sollten doch mal Ihr Wachstumshormon kontrollieren lassen. Da bin ich zum Hausarzt, mit dem wollte sie Kontakt aufnehmen und der hat auch erst mal etwas ungläubig geguckt und hat gesagt: Also ich weiß nicht.

Wir hatten uns dann in der Familie aber entschieden. Wenn man das mit einem einfachen Bluttest untersuchen kann, sollte man das unbedingt machen. Der erste Test war nicht so fürstlich, dann hat man einen zweiten gemacht, der war auch nicht gut. Dann hat man den Schädel geröntgt. Da hat man nichts festgestellt. Normalerweise würde man das feststellen, wenn da was gewachsen ist. Gut, hat er gesagt, was machen wir weiter? Also dann hilft nur noch eine Kernspintomographie, um dem Ganzen dann auf den Grund zu gehen. Und dann haben wir eine Kernspintomographie gemacht und festgestellt, dass es schon nicht mehr ein Mini war, sondern schon ein Makrotumor. Der Arzt, von Psychologie hatte der keine Ahnung, der hat mir das dann so dahingeworfen: Ja, das ist ganz klar, Sie haben einen Gehirntumor!

Wann haben Sie, wenn Sie sich jetzt zurückerinnern, die ersten Symptome festgestellt?

Fünf Jahre, könnte ich so sagen, dass ich sagte: Ich kriege meine Ringe hier nicht mehr drüber. Meine Stimme war so tief geworden wie die meines Sohnes. Ich habe die Ringe weiter machen lassen. Jetzt habe ich sie alle wieder kleiner machen lassen. Und die Schuhe passen alle nicht mehr. Das ist ja Wahnsinn, wie das schrumpft. Das ist ja eigentlich ein gutes Zeichen, dass es in Ordnung ist. Ich habe mich bei der Hautärztin dann auch mit einem Riesenblumenstrauß bedankt und wir unterhalten uns oft noch darüber und sie freut sich auch, dass das dann eben durch die frühe Diagnose bei mir – ich sage es einfach mal – zu 100 Prozent saniert ist.

8.4.4
Ich habe ihn damals nur dumm angekuckt und gesagt, ich will ein Kind haben, wieso soll ich mir den Kopf röntgen lassen?

Interview mit Frau H.

Wie geht es Ihnen im Augenblick, wie fühlen Sie sich?

Ja, also ich schwitze sehr stark, bin oft müde, habe einen sehr hohen Blutdruck und stark schwankenden Zuckerspiegel. Seit der zweiten OP 1997 habe ich weniger Kopfschmerzen, sodass ich mit Aspirin oder anderen freikäuflichen Schmerzmitteln sehr gut hinkomme … Vorher hatte ich Kopfschmerzen, so lange ich eigentlich denken kann.

1984 bestand ein Kinderwunsch, aber es fand kein Eisprung statt. Dann bin ich zu meinem Frauenarzt gegangen, der auch gleichzeitig mein Hausarzt war. Da wurden die normalen Untersuchungen gemacht. Aber irgendwann sagte er dann, lassen sie sich doch mal den Kopf röntgen. Und da wurde dann bei einer normalen Röntgenuntersuchung festgestellt, dass die Hypophyse minimal vergrößert war. Er sagte dann zu mir, ein bis anderthalb Jahre, eher können Sie nicht schwanger werden. Aber leider oder zum Glück so, je nachdem wie man das sieht, war ich nach sechs Tagen schwanger mit diesem Medikament, das er mir verordnet hat. Ich habe einen gesunden Jungen bekommen und nach der Schwangerschaft, nach der Entbindung fing das dann wieder sehr stark mit Kopfschmerzen an. Und dann überwies mich dieser Arzt, dieser Frauenarzt, in ein Krankenhaus und da hieß es dann: ja, die Hypophyse ist zu groß. Es wurde eine Computertomographie gemacht und dann wurde ich im Februar 1986 auf Pravidel eingestellt. Das hat ein halbes Jahr sehr gut geholfen und dann kamen trotz Pravidel von heute auf morgen wieder sehr starke Kopfschmerzen. Im November wurde ich zum ersten Mal an der Hypophyse durch die Nase operiert.

Ich hatte damals eigentlich überhaupt keine Ahnung, was ich hatte. Also Akromegalie ist damals nie erwähnt worden. Aber der Frauenarzt ist ein guter Diagnostiker gewesen, dadurch dass er mich zum Kopfröntgen geschickt hat. Ich habe ihn damals nur dumm angekuckt und gesagt, ich will ein Kind haben, wieso soll ich mir den Kopf röntgen lassen.

Ziel dieser ganzen Geschichte war eigentlich nur, dass ich schwanger werden wollte. Von Akromegalie habe ich nichts gewusst und auch nichts erfahren.

Wie viel Zeit ist zwischen dem ersten Arztbesuch und dem ersten Verdacht auf eine Akromegalieerkrankung vergangen?

Das waren ca. drei Jahre. Ich kam im Februar 1986 ins Krankenhaus, da wurde noch eine Gefäßangiographie gemacht und dann wurde ich auf Pravidel eingestellt. Das hat ein halbes Jahr sehr gut geholfen. Von Akromegalie, was zu diesem Zeitpunkt eigentlich schon bekannt gewesen sein müsste, hat man mir nie etwas erzählt. Anfang November 1986 wurde ich dann operiert. Da sagte man mir auch nur, ich hätte einen Tumor an der Hypophyse, der gutartig wäre.

Vor der OP im November 1986 stellte ich fest, dass meine Füße von Schuhgröße 39 auf 42 gingen, mit sehr breitem und sehr hohem Spann. Meine Hände waren so groß, dass meine Ringe fünf Nummern geweitet werden mussten. Auch im Gesicht war ich recht aufgedunsen, so eine Art Säufergesicht wie man manchmal so schön sagt. Aber ich habe da nie eine klare Antwort bekommen, wieso das so ist.

Wann haben Sie zum ersten Mal einen Endokrinologen aufgesucht?

Ende 1996 bin ich zum Endokrinologen gegangen. Der hat dann – weil mein Zucker sehr hoch war – Blut abgenommen und einen Zuckerbelastungstest und einen Stresstest gemacht und da stand dann fest, dass ich eine Akromegalie hatte. Da wurde das auch zum ersten Mal gesagt. Ich habe den erst einmal angekuckt, weil ich mit dem Namen überhaupt nichts anfangen konnte, ich wusste gar nicht was das ist. Dann habe ich bei ihm im Wartezimmer die Glandula gesehen, die durfte man sich so mitnehmen. Darüber habe ich auch die nötigen Informationen erhalten. Drei Jahre vorher war ich im Krankenhaus zur letzten Kontrolluntersuchung. Und laut CT-Bericht, wie der Arzt mir da erzählt hat, war alles in bester Ordnung und ich sollte erst in drei Jahren wiederkommen. Nun sagte aber der Arzt bei der Kernspintomographie, die hätten das vor drei Jahren im Krankenhaus anhand dieser CT-Bilder schon sehen müssen, dass der Tumor nachgewachsen ist.

Wie viel Zeit ist insgesamt vom Auftreten der ersten Zeichen bis zur Diagnose der Akromegalie in Ihrem Falle vergangen?

Also ich war 1984 zum ersten Mal bei meinem Frauenarzt, aber dass ich eine Akromegalie habe, erfuhr ich erst 1996 durch den Endokrinologen. Ich habe in der Zwischenzeit, als ich im Krankenhaus zur Untersuchung war, immer gebohrt und gefragt, was los ist, was sein kann, habe aber nie eine klare Antwort bekommen …

8.4.5
Sobald man erzählt hat, wo man schon überall war und was man schon alles an Behandlungen hinter sich hatte, wurde man als psychosomatisch abgestempelt

Interview mit F. O.

Entsinnen Sie sich an Beschwerden und Symptome in den Jahren, bevor Ihre Akromegalie diagnostiziert wurde, die Sie heute in Zusammenhang damit bringen würden?

Also, was ich auf jeden Fall damit in Zusammenhang bringe, das sind diese ganzen Zahnprobleme.

Das fing so Mitte 92 an, also 5 Jahre vor der Operation, dass ich auf einmal nicht mehr richtig zubeißen konnte. Der ganze Biss passte nicht mehr. Und das Zahnfleisch ging zurück. Ich bin damals beim Zahnarzt gewesen. Aber der meinte, das wäre normal. Und dann bin ich zur Zahnklinik gegangen und die haben sich das auch angeguckt und haben diagnostiziert, dass es ein Kopfbiss wäre. Es wurden dann ganz normale Füllungen gemacht. Aber es wurde dann immer schlimmer. Mir tat dann das ganze Gesicht weh, die Nasennebenhöhlen, die Nase tat sehr weh.

Beim Hals-Nasen-Ohrenarzt, der hat das auch alles gecheckt und damals in der Zahnklinik wurde ich auch gefragt, haben Sie irgendwie größere Hände bekommen oder größere Füße. Da habe ich das verneint, weil mir das nicht aufgefallen war. Das wurde damals so kurz angesprochen. Da hatten die Ärzte sich unterhalten, ich hab das nur so nebenher mitgekriegt, vielleicht eine Hormonsache usw. Wurde dann aber gleich wieder verworfen. Meine Mutter meinte später noch, dass ihr das auch aufgefallen wäre, dass ich irgendwie plumpere Hände bekommen hätte.

Und der Hals-Nasen-Ohrenarzt, der diese Schmerzen im Gesicht überprüft hat, hatte auch der Verdacht auf Akromegalie und hat mich damals zum CT geschickt, um dieses und eine Sinusitis auszuschließen. Sinusitis wurde dann ausgeschlossen, Akromegalie bzw. Hypophysenadenom auch. Da hatte der damals noch geschrieben, Mikroadenome können sich methodisch bedingt einem CT-Nachweis entziehen. Das hat der unter seinen Bericht geschrieben …

Aber die Beschwerden sind nicht zurückgegangen. Die Gesichtsschmerzen sind eher schlimmer geworden. Gleichzeitig war ich immer abgeschlagen, total, nicht mehr so gut konzentriert, immer müde, besonders morgens war das ganz schlimm. Die Kiefergelenke taten dann auch weh, weil der Biss nicht mehr stimmte. Ich hab nur auf den letzten beiden Zahnpaaren aufgebissen. Ich bin dann zu anderen Ärzten gegangen. Das war ein ewiges Wandern von Arzt zu Arzt.

Wenn ich meine Geschichte dann schon so ein bisschen angedeutet habe, wo ich schon war und was gesagt wurde, dann wurde ich gleich in eine Schublade gepackt: Der hat wahrscheinlich nichts oder die Kollegen haben nichts gefunden, also werde ich wahrscheinlich auch nichts finden.

Von der Zahnklinik bin ich zu einer Muskelfunktionstherapeutin geschickt worden, weil ich kam mit den Zähnen immer auf die Zunge. Ich konnte dadurch immer schlechter sprechen, schlechter artikulieren, ich hab mich oft verhaspelt. Und das ist ja auch so ein typisches Zeichen für Akromegalie, die große Zunge. Aber mir wurde einfach gesagt, ich hätte mir falsch antrainiert, die Zunge zu benutzen. Das müsste behandelt werden. Da gibt's Muskelfunktionstherapeuten, die meistens bei Kindern eingesetzt werden, die Klammern bekommen. Und da wurde mir mit so einem Gummiring, den man auf die Zunge legt, das richtige Schlucken gezeigt.

Gleichzeitig war ich beim Kieferorthopäden, weil da ja alles aus dem Lot gegangen ist. Der hat das wohl gesehen, hat aber nach den Ursachen nicht gefragt. Hat Abdrücke gemacht und mir dann eine Behandlung vorgeschlagen über 2, 3 Jahre. Und das konnte ich nicht glauben und da bin ich zu einem anderen Kieferorthopäden gegangen.

Der eine Kieferorthopäde schlug eine reine Zahnklammerbehandlung mit so festsitzenden Brackets vor. Der andere meinte, das könnte man nur durch einen vorherigen kieferchirurgischen Eingriff in Ordnung bringen und danach durch eine Klammer.

Es wurde aber nie nach den Ursachen gefragt. Es wurde gesagt, ja, Zahnfehlstellung, die Statik des Kiefers ist verändert, also müssen wir wieder alles gerade biegen.

Hätte ich das alles gemacht damals, hätte ich vielleicht eine Behandlung über 2 Jahre gehabt, und danach wär alles wieder auseinander gegangen. Deshalb habe ich dem Kieferorthopäden auch gesagt, da kann ich mich nicht entscheiden zu der Behandlung. Und da will ich erst mal Abstand von nehmen.

Zwischendurch ist mir eine Wurzelkanalfüllung gemacht worden. Dann hatte ich massive Schmerzen wegen diesem Zahn, und da wurde dann alles, was an Schmerzen im Gesicht existierte, irgendwie auf diesen Zahn geschoben. Irgendwann hatte ich die Nase voll und konnte keinen Arzt mehr sehen.

Dann war es aber wieder so stark, dass ich da irgendetwas machen wollte und zum nächsten Arzt gelaufen bin. Zwischendurch habe ich dann auch massiv Krankengymnastik verordnet bekommen, von dem Kieferorthopäden, weil er meinte, die ganze Muskulatur des Kopfes insgesamt, die Halswirbelsäule wäre total daneben …

Nach einer gewissen Weile, gegen 95, fing das mit den Gelenken an, dass ich auf einmal besonders morgens, wenn ich aufstand, die mittleren Finger an meiner rechten Hand nicht mehr bewegen konnte, die waren wie angeschwollen. Der ganze Unterarm tat höllisch weh und ich hatte kein Gefühl mehr in den beiden mittleren Fingern. Der Hausarzt hat mich dann zum Neurologen geschickt und der hat eine Leitgeschwindigkeitsmessung gemacht, zum Schluss kam dann ein Karpaltunnelsyndrom heraus. Gut, ich habe dann eine Schiene bekommen und fertig.

Gleichzeitig fing es dann an, dass mir der ganze Hals weh tat, die Halswirbelsäule knirschte und knackte bei jeder Bewegung des Kopfes. Also bin ich zum Orthopäden geschickt worden. Der hat mir dann wieder Krankengymnastik verschrieben und ein paar Salben. Dann fing es an mit den Knien. Da taten dann auf einmal die Knie weh. Da ich zu der selben Zeit sehr intensiv Sport gemacht habe, Taek Wan Do, habe ich das auch darauf zurückgeführt.

Es wurde gesagt, die Muskeln müssen aufgebaut werden, damit die Kniescheibe entlastet wird. Dann kam der Ellbogen dazu, der auch wehtat. Da das mit den Knien nicht besser wurde, bin ich vom Hausarzt zum Sportarzt geschickt worden. Der meinte dann, ja der Meniskus und hat mir eine Überweisung zur Athroskopie gegeben. Im Krankenhaus bei der Kniesprechstunde, der meinte, nein, das ist kein Meniskus, da muss nur der Muskel aufgebaut werden. Der hat mir dann den Hinweis gegeben, ich soll Fahrrad fahren …

Hat Ihr Orthopäde von Ihrem Zahn- und Kieferbefund nichts gewusst?

Doch, das habe ich immer dazugesagt.

Ihr Hausarzt, der hat sowohl den orthopädischen als auch den Zahn- und Kieferbefund gehabt?

Den Befund nicht, aber ich hab ihm wohl davon erzählt. Die Koordination zwischen den Ärzten, die war schlecht …

Der Hausarzt sagte, entspannen Sie, gehen Sie mal in Urlaub. Der fing an, die Sache auf die Psyche zu schieben und hat mich auch nicht an einen anderen Arzt weitervermittelt. Ich bin dann selber zu den Fachärzten gegangen und die haben dann natürlich auch keine Berichte an den Hausarzt geschrieben. Deswegen war die Koordination nicht so gut.

Ich hab auch massive Depressionen bekommen dadurch. Das depressive Verhalten hat schon angefangen vor dieser Zahngeschichte, kurz davor.

Zu der Zeit war ich in der Uni und hatte auch massiven Stress dort. Und dann kam noch diese Zahngeschichte dazu, das hat dann noch den Rest gegeben. Da war ich also ganz schön fertig … Ich war matt und antriebslos, abgeschlagen, es war mir alles zu viel.

Und mit den Symptomen, sind Sie da auch zum Arzt gegangen oder …?

Damals bin ich sogar zur Psychoberatung der Uni gegangen. Und dann bin ich auch zu einer psychotherapeutischen Behandlung gegangen …

Zum Schluss bin ich wieder zu einem Zahnarzt gekommen, der meinte, ja gehen Sie doch mal zu einem Internisten, das könnte was mit Akromegalie zu tun haben.

Ein Zahnarzt, der hat mich darauf gebracht. Bei dem war ich zwar schon ein Jahr lang mit diesen Symptomen, da war der Fokus aber immer auf dieser Wurzelkanalbehandlung. Aber dann nach einem Jahr meinte ich, also ich weiß nicht mehr weiter, ich bin fix und fertig, alles tut weh. Das muss doch irgendetwas Inneres sein, irgendetwas Internistisches …

Und der Internist meinte dann, das ist ein Fall aus dem Lehrbuch. Er hat dann das Wachstumshormon überprüft, das war dann 6-, 7-, 8-mal so hoch wie normal. Er meinte dann, ja, da müssen wir eine Kernspintomographie machen. Da wurde dann das Hypophysenadenom erkannt. Da bin ich im April hingegangen und im Juli war ich schon im Krankenhaus.

Es kam mir so vor, dass, wenn ich zu Ärzten wegen dieser Symptome ging, egal ob es Orthopäden, Kieferorthopäden oder Internisten waren, mir immer nur relativ kurz zugehört wurde. Es wurde irgendein Symptom rausgepickt, nur dieses eine Symptom betrachtet und dann auch gleich behandelt. Dieses Ruck-Zuck-Verfahren ist mir immer wieder aufgefallen. Das hat einen immer wieder fertig gemacht, depressiv gemacht, dass nicht ein bisschen tiefer gesucht wird. Das war das Problem. Sobald man erzählt hat, wo man schon überall war und was man schon alles an Behandlungen hinter sich hatte, wurde man als psychosomatisch abgestempelt …

8.4.6
Das geht über Jahrzehnte. Es kommt nicht von heute auf morgen …

Interview mit E.M.H.

Sie sind im September 1998 operiert worden. Gab es direkt nach der Operation irgendwelche Beschwerden?

Ich fühle mich nach wie vor unheimlich matt und schlapp. Ich bin sehr schnell müde. Ich habe nach wie vor große Probleme mit depressiven Tagen, wo ich einfach meine, ich schaffe das alles nicht mehr. Ja, auch die Schwitzerei, die ich vorher hatte, bin ich nicht losgeworden.

Erinnern Sie sich noch an die ersten Beschwerden, von denen Sie heute wissen, dass sie mit der Akromegalie zusammenhängen?

Ja, ich hatte immer gynäkologische Beschwerden, die wahrscheinlich auch irgendwas mit dem Hormonspiegel zu tun hatten.

Als ganz junges Mädchen nimmt man so was ja noch nicht so richtig wahr. Ich hatte also immer Blutungsbeschwerden und so was. Bis ich merkte, dass ich absolut keine Schwangerschaft erreichte. Da bin ich das erste Mal den Arzt fragen gegangen. Das war vielleicht so Anfang 20, wenn man anfängt, ans Heiraten zu denken, 1964.

Also ich fühlte mich nie normal wie andere Frauen. Ich hatte unheimliche Schmerzen bei den Blutungen. Ich war regelrecht krank jedes Mal und konnte das also wirklich nur mit äußerster Anstrengung überwinden, um nicht tatsächlich jedes Mal krank zu machen. Als ich merkte, dass das mit einer Schwangerschaft nicht funktionierte – andere brauchen das nur einmal versuchen und schon klappt das –, da habe ich das erste Mal den Arzt dann gefragt und der sagte: Nein, an sich sind Sie in Ordnung. Sie sind ja noch jung, das kommt schon noch. Ich weiß ja nicht, ob er überhaupt einen richtigen Test gemacht hat. Hat mich untersucht, wie eine normale Untersuchung so abläuft beim Gynäkologen, und hat dann gesagt: Nein, Sie haben ja auch noch Zeit …

Aufgefallen ist mir auch, dass meine Hände und Füße sich veränderten und das Gesicht. Ich habe 1991 geheiratet, da wurden so richtig tolle Großaufnahmen gemacht. Ich habe mich erschrocken. Die habe ich alle weggetan, da konnte ich gar nicht hingucken. Säcke unter den Augen, großflächiges Gesicht. Ich sah unmöglich aus. Und dann merkte ich, dass meine Hände immer dicker wurden. Einmal die Ringe erweitert, zweimal die Ringe, dreimal die Ringe erweitert, dann ging das gar nicht mehr.

Das war, wie gesagt, so vor ungefähr 10 Jahren. Weil ich da diesen besonderen Tag hatte – wie man denn da so ist als Frau, da möchte man auf einmal alles ein bisschen besser haben –, da fiel mir das zum ersten Mal so richtig auf.

Ich hatte das aber alles vorher schon den Ärzten erzählt, mit den Händen und so. Da sagten die: Ja, ach, das ist Wasser. Ja, das ist im Sommer bei allen so. Die haben das überhaupt nicht ernst genommen.

Dann hatte ich Beschwerden in den Schultern. Das habe ich gemerkt, weil ich überhaupt keine Schultertaschen mehr tragen konnte. Ich lief immer mit Schultertaschen herum, auf einmal war mir das alles zu viel.

Die normalen Bürotaschen, die man so auf die Schulter hängt. Ich habe alle mit Griffen gekauft. Man ändert ja dann seine Gewohnheiten in der Hoffnung, dass es besser wird. Aber das wurde immer schlimmer. Die Hände zusammenzukriegen, wurde immer schlimmer. Alles strammer. Die Schuhe wurden immer größer gekauft. Ich war auf 42 und hatte mal 38. Trotzdem wurden die immer enger. Hochhackige Schuhe waren sowieso nicht mehr drin.

Ende der 80er-Jahre. Da ging das los. So vor 12, 13 Jahren, da war das eigentlich schon sehr akut.

Da fiel mir das auch mit den Schultern auf. Da dachte ich, Mensch, du hast unheimliche Beschwerden, vor allen Dingen auch mit den Händen. Nanu, habe ich gedacht, da hast du auch was am Rückgrat. Ich war Sekretärin. Irgendwann wurden auch die Augen immer schlechter. Auf einmal brauchte ich eine Brille. Ich konnte einfach nicht mehr richtig lesen Ich habe das dem Hausarzt erzählt. Das war ein Internist. Und ich bin dann zur Kur gekommen, da habe ich das auch alles erzählt. Ich hatte zu der Zeit auch wahnsinnige Atembeschwerden, habe geschnarcht wie verrückt. Ich kriegte nicht richtig Luft. Ich hatte das Gefühl, meine Nase, alles war zu. Der Hals ständig ausgetrocknet, Schleimhäute, irgendwas funktionierte da nicht mehr. Das habe ich während der Kur auch gesagt, darauf haben die mir dann Atemübungen verschrieben.

Mein Mann sagte: Das kannst du nicht wissen, aber wir haben manchmal das Gefühl, du atmest nicht mehr. Du bleibst richtig weg. Dadurch wurde ich auch ständig wach. Ich war also nie ausgeschlafen morgens.

Mit diesen Atembeschwerden war ich dann auch beim Hals-Nasen-Ohren-Arzt. Ist normal. Ist ein bisschen eng, sagt er. Sie sind ein bisschen eng gebaut, von der Natur her. Aber ich hatte das ja früher nicht …

Alles, ich habe alles erzählt. Aber die haben das nicht zusammengekriegt. Die sagten einfach: Dann gehen Sie mal zum Gynäkologen. Dann gehen Sie mal zum Hals-Nasen-Ohren-Arzt.

Wann ist zum ersten Mal ein Verdacht auf Akromegalie aufgekommen?

Ja, ich bin 1998 operiert worden. Ein Jahr vorher, zwei Jahre vorher. Da gab es einen Verdacht. Ich bin zu einem Arzt gegangen, der gleichzeitig homöopathisch arbeitete, da war ich noch nie vorher. Der hat tatsächlich einen Test gemacht in der Richtung. Ja, einen Wachstumshormontest. Nehme ich mal an. Er sagte mir nämlich hinterher, als ich wieder hinkam, sagte er: Sie haben einen Wachstumshormonwert, der fünfmal höher ist als Sie eigentlich haben dürften. Das ist Ihr Problem, sagt er. Das müssen Sie behandeln lassen. Und dann, weil ich war ja da wegen Zucker, sagt er: Und dann könnte es sich für den Zucker wieder erledigen. Das habe ich nicht geglaubt. Ich denke, der spinnt ja.

Aus welchem Grund wurde da Ihr Wachstumshormon gemessen?

Der Arzt hat das gemerkt. Der hat sich die Hände angeguckt und auch mein Gesicht. Der musste darüber schon was gehört haben.

Das war dann 1996/97. Ich habe dann aber noch ein Jahr gewartet, weil ich einfach dachte, das stimmt nicht, das kann nicht sein. Ich hatte natürlich auch große Angst vor so einer Operation.

Da bin ich also nicht mehr hingegangen. Der sagte: Sie müssen nach Bonn fahren, da gibt es eine Klinik, da können Sie sich beraten lassen. Erst habe ich meinem Mann gar nichts davon gesagt, ich habe es so ein bisschen verschlampt.

Ich dachte, das kann nicht sein. Und dann wurde das aber überhaupt nicht mehr besser. Ja, und dann habe ich mich erst mal ein bisschen informiert über die Krankheit, in der Bücherei mal nachgeguckt. Ja, da stand klipp und klar, was da für Folgen sein können, wenn man es nicht machen lässt. Da kriegte ich natürlich Angst. Und dann bin ich noch mal hingegangen. Er hat es wieder getestet und gesagt: Es hat sich überhaupt nicht geändert. Sie haben immer noch hochgradig Akromegalie. Gehen Sie an die Universität, lassen Sie sich einen Termin geben.

1998 im Frühjahr sind wir dort hin, und dann hatte ich noch zufällig von einem Patienten gehört aus dem Bekanntenkreis, der sich von diesem Arzt hat operieren lassen. Dann habe ich den angerufen. Der hat mir Mut gemacht und gesagt: Das wird wieder! Wenn Sie Glück haben, ist der Tumor ganz weg hinterher. Und da bin ich dann in die Neurochirurgie. Und da sagte der Arzt, Sie kommen nicht sofort dran. Also müssen wir was unternehmen. Und dann kam ich auf diese Spritzen.

Da fühlte ich mich blendend. Da war alles weg. Ich schwitzte nicht mehr, ich konnte meine Hände morgens wieder bewegen, es ging mir blendend. Eigentlich wollte ich schon gar nichts mehr von Operation wissen. Aber wir wussten ja durch das Kernspin, dass der Tumor immer noch da war.

Wissen Sie, wie groß der Tumor war?

Ich meine, so groß wie ein Kirschkern. Der Arzt sagte mir hinterher: Ich habe das bei Ihnen gut weg bekommen. Wir können davon ausgehen, dass nichts geblieben ist und dass sich daraus nicht wieder was Neues entwickelt. Aber danach fing die Schwitzerei wieder ganz schrecklich an.

… Also der Endokrinologe hat zu mir gesagt, ich wäre wohl schon als Kind mit diesen Unregelmäßigkeiten in den Wachstumshormonfragen belastet gewesen. Wenn man Ihre Kindheitsfotos sieht und die heutigen, dann könnte man das als Fachmann schon sehen, hat er gesagt.

Ich weiß nur, dass ich schon immer die Größte in der Schule war. Ich war größer als meine beiden Brüder. Ich bin 1,72 m. Ja, wie das so ist, in der Schule wird man schon mal gehänselt: Ach, die Lange! Die Jungs waren alle kleiner als ich.

Das geht, sagt der Endokrinologe, das geht über Jahrzehnte. Es kommt nicht von heute auf morgen …

8.4.7
Ich habe die Schmerzen ertragen wie meine 93-jährige Mutter, die zeitlebens keinen Arzt aufsuchte. Sie war mein Vorbild

Interview mit D. P.

Wie geht es Ihnen im Augenblick? Wie fühlen Sie sich?

Ich lebe dankbar und zufrieden und nehme meine Einschränkungen hin: Diabetes insipidus, ziemlich gefühllose Hände und Füße, die sehr wärmebedürftig sind, zeitweise Schwindel und Übelkeit. Reste der Akromegalie: plumpe Finger, dicke Zunge, breiter Kopf und vergrößerte Füße.

Wenn Sie jetzt in Ihrer Erinnerung zurückgehen, zu der Zeit, als Sie die ersten Zeichen einer möglichen Erkrankung wahrgenommen haben: Woran erinnern Sie sich spontan?

1980–1983 hatte ich sehr starke Schmerzen von den Fingerspitzen bis zur Schulter. Ich stellte den Antrag auf Pensionierung.

Wie haben Sie sich diese Zeichen damals erklärt?

Ich habe die Schmerzen ertragen, pflegte meine 93-jährige Mutter zu sagen, die zeitlebens keinen Arzt aufsuchte. Sie war mein Vorbild.

Ich habe mir alle Beschwerden mit meiner ständigen Stresssituation erklärt.

Nach meiner Pensionierung hörten die Schmerzen auf. Vielleicht war es ein Primärstadium.

Nach Eintritt in den Ruhestand, nach drei Jahren, ging ich zu zwei unabhängigen Internisten, die mich sehr gründlich untersuchten und für vollkommen gesund erklärten.

Durch die Vermittlung einer Freundin gelangte ich 15 Jahre nach dem Auftreten der ersten Symptome zu einem Internisten und gleichzeitig zu einem Neurochirurgen im Großklinikum. Sofortige Diagnose: Akromegalie.

Welche Untersuchungen sind dabei durchgeführt worden?

Blutuntersuchung, Glukosetoleranztest, Röntgenaufnahme von Kopf, Herz, Lungen, Kernspintomographie des Kopfes. Nach sicherer Diagnose wurde ich in der Klinik gut aufgeklärt.

Nach der Diagnose wurde sofort ein Operationstermin vereinbart, da der Tumor an der Hypophyse hormonaktiv wuchs und beinahe die Kreuzung der Sehnerven berührte.

Wegen einer Wasserintoxikation durch Überdosierung von »Minirin« war ein Jahr nach der Operation ein Krankenhausaufenthalt auf der Station eines Endokrinologen erforderlich. Dabei wurden dreimal ein Durstversuch, tägliche Urinmessungen, häufige Hormonuntersuchungen durchgeführt. Vorder- und Hinterlappen der Hypophyse produzieren bis auf ADH alle Hormone. Mein Elektrolythaushalt lässt sich wegen des Diabetes insipidus kaum normalisieren.

Wie viel Zeit ist zwischen Ihrem ersten Arztbesuch und dem ersten Verdacht auf eine Akromegalieerkrankung vergangen?

Vom Auftreten der ersten Zeichen bis zur Diagnose der Akromegalie sind insgesamt 15 Jahre vergangen.

8.4.8
»Oh ja, Ihr Unterkiefer ist gewachsen, ich setze Ihnen noch einen Zahn rein«

Interview mit C. S.

Mein Problem ist, dass es mir immer gut gegangen ist. Manche Leute haben vielleicht negative Auswirkungen auf den Körper. Das ist bei mir nicht so gewesen. Ich habe mich immer sehr wohl gefühlt.

Ich habe während der Zeit Fitnesstraining gemacht, Krafttraining, bin Rad gefahren und geschwommen. Aus meiner Laiensicht bewirkt das Wachstumshormon eine Stärkung der Muskeln, jedenfalls bei mir. Was wohl für den Herzmuskel, wie ich heute weiß, negativ sein kann.

Ich hatte überhaupt keine Beschwerden. Einen ersten Verdacht hätte ich vor 10 Jahren haben können, als meine Mutter zu mir sagte: Junge, irgendwas verändert sich an deiner Stirn hier oben. Aber wie man als Kind oder erwachsenes Kind halt so ist, sagt man: Ach, Dummheit. Dann sagte sie beim nächsten Besuch wieder: Irgendwas verändert sich hier oben an der Stirn bei dir, du musst damit zum Arzt gehen. Und da habe ich das wieder ignoriert. Und dann gingen so vier, fünf Jahre ins Land. Und dann merkte ich, dass ich irgendwie kräftiger wurde. Mit der Zeit vergrößerte sich meine Schuhgröße, dann musste ich öfter meinen Ehering etwas weiter machen. Ich führte das aber auf den Sport und überhaupt auf meine Lebensart zurück.

Irgenwann entschloss ich mich, weil ich sehr erkältungsempfindlich war, meine Nase erweitern zu lassen, die Nasenlöcher. Und auch die Polypen zu beseitigen, die ich hatte.

Ich war immer sehr erkältungsempfindlich. Ob sich das nun durch diese Akromegalie noch verstärkt hat, das kann ich nicht beurteilen. Jedenfalls wenn ich schwimmen ging, dann hatte ich hinterher Niesanfälle und hatte leicht eine Erkältung. Und da habe ich mir gedacht, es ist besser, wenn die Nase besser durchlüftet wird, die Stirnhöhle. Da gehst du einfach mal zum Arzt und lässt das weiter machen.

Und nachdem das alles so weit erledigt war, traf ich den Röntgenchefarzt auf dem Flur. Und da sagt er: Ach gut, dass ich Sie sehe, kommen Sie doch mal zu mir in mein Sprechzimmer. Ich wollte gerade Ihre Röntgenaufnahmen ablegen und habe da noch mal draufgeguckt. Sie haben da oben einen Tumor im Kopf. Da brauchen Sie nicht zu erschrecken. Ich vermute, sagte er, das ist ein Hypophysenadenom, eine sehr seltene Krankheit.

Und dann hat er mir das gezeigt. Ich habe es aber nicht verstanden und fühlte mich auch topfit. Und dann sage er: Sie müssen da irgendwas dran machen lassen. Das kann nicht so bleiben. Dann hat er mir aber keine weiteren Details erklärt. Er hat nur noch mal gesagt, er meinte, es wäre gutartig. Da war ich ja schon mal beruhigt. Und wie das so ist, wenn man im Krankenhaus war und die Arbeit türmt sich, habe ich das erst mal alles ruhen lassen. Dann, nach einem halben bis Dreivierteljahr, schätze ich mal, bin ich zum Hals-Nasen-Ohren-Arzt gegangen und der hat mich dann an einen Neurologen überwiesen. Ich bin dann zur Kernspintomographie gelangt. Dort wurde also festgestellt, dass dieses Adenom existent ist.

In dieser ganzen Zeit hatte ich immer den Eindruck, ich wachse noch körperlich, was natürlich in dem Alter ein bisschen unnormal ist. Ich bin tatsächlich noch 1,5 cm gewachsen. Das habe ich so gemessen, ich würde mal sagen, mit 40 Jahren so. Ja. Wenn die Kinder wachsen, misst man sich, wie groß ist man. Und dann hatte ich den Eindruck, ich wachse. Und dann habe ich das noch mal gemessen, da war ich so um die 50 herum. Und da war ich nochmal ein Stück größer.

Was auch sehr interessant war für mich und was in dem Fitnessstudio auch die anderen immer gewundert hat, ich konnte für sechs Wochen aussetzen und konnte dann auf Anhieb wieder mit schweren Einrichtungen arbeiten. Da war also konstant eine ziemlich große Muskelkraft da, die ungewöhnlich war für mein Alter.

Und da habe ich mich immer gewundert, wieso kann das sein? Ja. Aber das hing sicherlich auch mit der Wachstumshormonausschüttung zusammen.

Da hatte ich schon große Probleme, passende Schuhe zu finden. Früher hatte ich ein schmales Gesicht. Jetzt kriegte ich im Laufe der Zeit so ein richtiges Bulldoggengesicht. Ich hatte immer große Hände von Kindheit an. Das habe ich also nicht so eng gesehen. Die wuchsen wohl auch. Vor der Diagnose des Adenoms hatte ich noch ein Erlebnis und zwar bekam ich eine Zahnlücke unten, die fing erst ganz langsam an, dann wurde sie immer weiter. Und erreichte nachher eine Breite von 5 mm. So breit wie ein normaler unterer Schneidezahn. Dann bin ich zum Zahnarzt gegangen, nachdem meine Frau mich gedrängt hat. Ich selbst hätte das also nicht zum Anlass genommen. Und der Zahnarzt hat gesagt: Oh ja, Ihr Unterkiefer ist gewachsen, ich setze Ihnen noch einen Zahn da rein. Mit dem Zahn und der Zahnlücke, das war vor der Nasenoperation. Das ist ja nicht normal, dass der Kiefer in diesem Alter noch wächst. Da hat er also gar nicht weiter reagiert. Ihm ist das heute noch sehr peinlich, nachdem er weiß, welchen Hintergrund das hat. Er hat mir auch angeboten, wenn der Kiefer wieder zusammengeht, würde er mit das kostenlos wieder regeln. Aber das ist nicht zu erwarten, weil der Knochen sich an sich nicht zurückbildet.

Dann hatte ich solche Unterarme, wie andere Leute Oberschenkel haben. Ich machte damals noch ganz aktiv Fitnesstraining, Krafttraining. Da habe ich gedacht, daher kommt das. Und erkannt, wie gesagt, wurde das einfach durch Zufall. Wenn jetzt der Röntgenarzt das nicht erkannt hätte. Damals bei dieser Nasenoperation …

Als es dann operiert werden musste, war das Adenom 2 cm groß, 2 cm Durchmesser. Und es stellte sich heraus, dass es schon eingewachsen war in die Seite, da wo die Sehnerven laufen. Aber Sehbeschwerden oder Sehfeldstörungen hatte ich nicht. Ich konnte immer gut sehen und hatte auch keine Kopfschmerzen. Ich bekomme in der Regel auch keine Kopfschmerzen. Ich kenne die an sich gar nicht. Dann habe ich erst versucht, das medikamentös in den Griff zu kriegen. Aber man hat mir dann gesagt, wenn das weiter wächst, drückt das die Sehnerven ab. Also muss es gemacht werden. Es hilft überhaupt nichts. Dann habe ich vor der Operation ein Vierteljahr lang Sandostatin bekommen und habe mich selbst gespritzt dreimal am Tag, was natürlich im Berufsleben schon sehr abenteuerlich ist. In Besprechungen hatte ich das immer in Aluminiumfolie eingepackt mit dabei und habe mich dann mal kurz auf die Toilette verabschiedet. Habe mir das dann gespritzt, wenn die Zeit da war. Auf Parkplätzen auf der Autobahn, irgendwo in eine Ecke gefahren, Bauch frei gemacht und dann gespritzt. Das ging also über ein Vierteljahr. Und dann ist das Adenom durch die Nase weitgehend entfernt worden. Dann waren die Werte auch sehr gut.

Es konnte aber nicht ganz entfernt werden, weil es zum Teil schon eingewachsen war. Es hätte sonst die Gefahr bestanden, dass man vielleicht die Sehnerven beschädigt, das war 1995. Und dann hat es ganz gut gehalten und ich war regelmäßig zur Kernspintomographie und zur Untersuchung, Hypophysensprechstunde und in der Endokrinologie zur Blutuntersuchung. Da zeigte sich, dass das Wachstumshormon wieder anstieg.

Ja, und in dieser Situation bin ich jetzt, dass das Adenom wieder aktiv ist, wieder gewachsen ist.

Es ist mir vorgeschlagen worden, eine Stereotaxie durch eine punktuelle Bestrahlung machen zu lassen. Das habe ich auch aufgegriffen. Man erwartet, dass sich in einem halben Jahr ein positives Ergebnis einstellt. In der Zwischenzeit habe ich ein Vierwochendepot Sandostatin, 10 mg.

Ich hoffe jetzt, dass wir das in den Griff bekommen, bleibe also weiter in Beobachtung. Habe aber persönlich weder psychisch noch körperlich irgendwelche Einschränkungen dadurch.

Aus Ihrer heutigen Sicht, könnte es da auch andere, frühere Hinweise auf eine Akromegalie gegeben haben?

Das könnte so 1992/93 gewesen sein, da war was am Knie. Ich habe an sich große, kräftige Knochen, die wohl auch für mein Körpergewicht konstruiert sind. Und die Knorpelmasse dazwischen, die ist verschlissen. Und es war nachher so schlimm, dass ich ein dickes Knie bekam, das sich entzündete. Ich war dann in der Uniklinik in Neu-Ulm und habe mir die Entzündung da rausnehmen und die Knochen etwas abfräsen lassen. Ich habe dann auch das Tennisspiel etwas aufgeben müssen. Ich kann nicht mehr Ski fahren. Die Knochen kamen einseitig aufeinander. Je nach Bewegung.

Mir ist auch nicht ganz klar, ob der Beginn der Akromegalie damit zu tun hat. Aber vor zwei, drei Jahren fingen meine Schultergelenke an. Da ist auch ein erheblicher Verschleiß. Es könnte vielleicht durch das Knochenwachstum in der Schulter und am Knie zu Fehlstellungen und zu einem schnelleren Verschleiß gekommen sein.

Mir wurde damals einfach gesagt, das sind Stoffwechselerscheinungen und Vererbung.

8.4.9
Alles war verschleiert vor mir, so als würde ich durch eine Nebelwand gehen

Interview mit B. S.
Wenn Sie mich vor einer Woche gefragt hätten, dann hätte ich gesagt: Mir geht es sehr gut. Aber heute hatte ich drei kleine Krampfanfälle und gestern waren es neun. Und die setzen den Körper doch insgesamt gesehen ziemlich lahm. Das Laufen fällt einem schwerer, das Bewegen und vor allen Dingen

Reaktionen. Das ganze Allgemeinbefinden ist dadurch etwas gestört. Und sonst muss ich sagen, da das Wetter heute sehr schön hell ist, habe ich also vom Sehen her nicht mehr Probleme als ich sie sonst habe. Es ist ja nur noch ein ganz geringer Rest Sehkraft vorhanden.

Können Sie vielleicht sagen, wie das zu diesen Krämpfen kommt?

Es heißt, dass ich einen ziemlich großen Hypophysentumor habe. Der wurde insgesamt fünfmal operiert, einmal mit Yttrium und 25-mal von außen bestrahlt. Aber leider ist er immer noch vorhanden. Und dadurch entstehen die Krämpfe.

Sie sagten auch gerade etwas über Ihre Sehkraft – wie kommt es, dass Sie fast erblindet sind?

Jetzt am 1. Mai, es sind genau 34 Jahre her, dass ich das erste Mal etwas bemerkt habe. Und zwar besuchte ich damals mit meinem Mann ein Konzert hier im Essener Saalbau. Wir hatten gerade die Garderobe abgegeben und gehen in den Saal rein, da kriege ich einen Schrecken und sage zu meinem Mann: Seit wann wird denn hier während einer Konzertveranstaltung geraucht? Da sagt er: Wieso? Wie kommst du denn darauf? Ja, da war alles verschleiert vor mir, so als wenn ich durch eine Nebelwand gehen würde. Ganz plötzlich war das da, zum ersten Mal.

Ich habe auch vorher überhaupt keine Beschwerden gehabt. Ich habe erst gedacht, warte mal ab, zum Arzt kannst du immer noch gehen, solange du noch so viel sehen kannst. Man war ja da auch noch um einiges jünger als heute. Und man hatte auch gehört so, Zuckerkranke können auch schlecht sehen, da habe ich gedacht, ach, das ist auch nicht so schlimm, wenn es daher kommt. Irgendwie wird das schon mal festgestellt werden. Es hat ca. eine Woche gedauert, glaube ich, bis ich einen Internisten aufgesucht habe und der entsprechende Untersuchungen gemacht hat und sagte: Bei Ihnen ist alles in Ordnung, Sie sind gesund. Und dann habe ich wieder ein paar Tage gewartet. Ich habe mir dann einen Termin bei einer Augenärztin geben lassen und die hat mich untersucht. Und da war ich dann zwei oder drei Mal und jedes Mal hat sie gesagt: Ihre Augen sind in Ordnung. Und dann hat sie mich röntgen lassen und ich war dann innerhalb zwei, drei Wochen ins Krankenhaus hier nach Essen gekommen und einen Tag vor Pfingsten hat man mich in die Neurochirurgie verlegt und da wurde ich unmittelbar nach Pfingsten operiert.

Ehemann: Aber es waren noch weitere Symptome da, du hattest Doppeltsehen damals. Da war auch dieses Bild, das man sich kaum erklären konnte, mit dem einen Auge konnte sie ein heranfahrendes Fahrzeug stehen sehen und mit dem anderen Auge fuhr das davon. Also ganz merkwürdige Bilder.

Hatten Sie denn vor diesen Sehstörungen schon andere Beschwerden?

Ja, einmalige, sehr starke Kopfschmerzen. Und wenn ich da noch etwas sagen kann. Es ist so, dass ich von Hause aus auf einem sehr großen Fuß lebe. 42 ist gar nichts bei meinen Brüdern und meinem Vater eher mehr. 45. Und ich hatte Schuhgröße 40/41, und habe dann aber sehr schnell 42 bekommen. Und das haben wir damals aber nicht als Krankheit angesehen. Das war schon vor dem verschleierten Sehen.

Anfang der 6oer-Jahre hatte ich schon große Probleme, schöne Schuhe zu bekommen. Da war ich so um die 20.

Hatten Sie denn damals auch noch andere Anzeichen?

Es ist so, dass mir schon als Kind von Zeit zu Zeit die Polypen entfernt wurden … Ich habe seit 25 Jahren einen Hals-Nasen-Ohren-Arzt, der mich total versteht und der mir immer, wenn es notwendig war, die Polypen herausgenommen hat …

Wenn man davon ausgeht, dass die Hypophyse kirschkerngroß ist, war mein Tumor kastaniengroß. Und man hat wohl nicht alles entfernen können. Aber wir wussten das nicht, ich war gesund nach der Operation, sonst hätte ich auch ein halbes Jahr später meinen Mann nicht geheiratet. Dass da noch mal was nachkommen könnte, das war mir unbekannt.

Ich habe, nachdem ich operiert war, wieder gut sehen können. Nach der Operation kommt meine Mutter zu mir ins Krankenhaus, die beugt sich über mich und alles ist auf einmal ohne Nebel. Alles ist auf einmal klar. Die Ausfälle im Gesichtsfeld waren auch wieder ganz in Ordnung …

Im April 68 hatte ich eine Feier ausgerichtet, eine Familienfeier und ich habe alles organisiert, wie bisher. Doch plötzlich war ich am Ende. Ich konnte nicht mehr. Als alle Gäste bis auf meinen Bruder und meine Schwägerin gegangen waren, musste ich mich hinsetzen und weinen. Ich kriege den Rücken nicht mehr grade, ich konnte nicht mehr aufstehen.

Nach der ersten Operation waren es jetzt drei Jahre. Und dazwischen lag ja auch schon wieder eine Operation.

Im Juli 1983 hatte ich eine Virusinfektion, verbunden mit einem Krampfanfall. Ich hatte damals 40 Grad Fieber und mehr, in diesem Zusammenhang ist eine Narbenepilepsie mit sehr starken Krampfanfällen entstanden.

Ehemann: Man sagte uns damals, dass diese Narbenepilepsie sich als Folge der Operationen entwickelt habe.

Von 83 an kam es dann zu verschiedentlichen Krampfanfällen mit Krankenhausaufenthalten. Aber man lernt ja mit diesen Dingen umzugehen. Wir müssen vor allem darauf achten, dass es bei Infekten nicht zu hohem Fieber kommt. Wenn wir das Fieber runterkriegen, dann lassen wir den Krankenhausaufenthalt, denn die Versorgung zu Hause ist dann besser.

Ich weiß nicht, ob es hier interessiert, wie man mit so einer Krankheit sein Leben gestaltet? Ich komme aus einem christlichen Elternhaus und war immer sehr dankbar, dass bei uns gebetet wurde. Und dass ich einen Mann kennen lernte, der mit mir betete und auch gläubig war. Das hat mir in meinem Leben mit der Krankheit geholfen. Geholfen zu überleben und nicht zu verzweifeln. Dass die Psyche oben blieb und dass man Freude hatte, Freude haben durfte am Leben. Und sich noch etwas hat einfallen lassen, was mache ich morgen. Da bin ich auch dankbar, dass ich noch Hausarbeit machen kann. Das heißt, ich kann noch den Kochtopf versorgen und das Alltägliche hier im Haushalt tun. Für die gröberen Arbeiten habe ich eine Hilfe, denn das kann ich nicht mehr, weil meine Glieder, meine Armkugeln und Knie da nicht mehr mitmachen und auch von der Puste her habe ich so Probleme …

… Und was sehr wichtig in meinem Leben war, dass mein Mann mir 1989 zu Weihnachen einen Fotoapparat geschenkt hat. Als ich das Geschenk auspackte, war ich gleich knatschig und habe gesagt: Wenn du einen guten Appa-

Tabelle 8.1. Krankenhausaufenthalte und Operationen von B.S.

–	Mai 1958	Mittelohr- und Kieferoperation
–	1960	Steigbügeloperation
–	Juli 1966	1. Operation wegen eines Hypophsenadenoms
–	April 1966	Yttriumbestrahlung wegen eines erneuten Hypophysenadenoms
–	April 1967	Punktion im Hypophysenbereich
–	September 1967	2. Operation wegen eines Rezidivtumors der Hypophyse
–	November 1968	3. Operation wegen eines Rezidivtumors der Hypophyse
–	November 1971	4. Operation wegen eines Rezidivtumors der Hypophyse
–	November 1975	5. Operation wegen eines Rezidivtumors der Hypophyse
–	1976	Einkapselung eines Rezidivtumors der Hypophyse durch 25 Bestrahlungen, insgesamt 60 Gy.

Seit dieser Zeit werden die Aktivitäten des Tumors anhand der Wachstumshormone kontrolliert und der Zustand durch CTs und heute Kernspins festgestellt. Ein Vergleich eines aktuellen Kernspins vom Januar 91 mit zurückliegenden CTs ergaben keine Abweichungen.

–	ab 1983	
–	Juli 1983	
–	Februar 1986	
–	Juli 1987	jeweils Krankenhausaufenthalte wegen Krampfanfällen
–	April 1988	
–	Februar 1991	
–	Juli 1992	
–	Ende April 1993	zu Hause, Betreuung durch Hausarzt

Während der Jahre 81, 82, 83, 86 und 91 mehrere ambulante und stationäre Nebenhöhlenoperationen.

rat haben möchtest, dann kauf dir den lieber selber. Ich kann da doch nichts mit anfangen. Ja, und dann sagt er: Jetzt sei mal schön ruhig, ich erklär dir, was du damit machen kannst. Und dann habe ich zugehört und heute, knapp 10 Jahre danach, habe ich also so ca. 130, 140 Filme gemacht. Nicht nur, dass ich Personen fotografiere oder Urlaubsfotos mache, Blumen. Dadurch, dass ich so wenig sehen kann, spielt sich das bei uns so ab, dass mein Mann oder irgendein anderer mir die Richtung zeigt, wo ich was finde und dann bin ich auf einmal erstaunt, wenn die Bilder entwickelt sind, was auf den Bildern ist. Das habe ich vorher gar nicht gesehen. Ich sehe mir das dann mit einer entsprechenden Lupe an. Und heute ist mir ein Bildschirmlesegerät probeweise ins Haus gekommen. Da habe ich meine Bilder druntergelegt und war begeistert, was ich da noch alles sehen konnte …

8.4.10
Und dann kam die Schlafapnoe dazu.
Mein Mann stellte fest, dass ich nachts Aussetzer hatte

Interview mit R. S.

Erst einmal bin ich immer dicker geworden. Dann ging es mit den Händen los. Die Finger schliefen mir ein bis oben in den Arm rein, zuerst einmal rechts, dann auch links. Ich habe dann beide Karpaltunnel operieren lassen.

Und dann kam die Schlafapnoe dazu. Mein Mann stellte fest, dass ich nachts Aussetzer hatte. Wir sind dann auch gleich ins Schlaflabor, dort bin ich erst einmal zwei Jahre ambulant behandelt worden, bis es dann auf einmal hieß, ich muss mit diesem Gerät schlafen. Die Schlafapnoe wurde behandelt und das war erst einmal ein unheimlicher Erfolg. Auf einmal stand ich früh auf und die Beine waren nicht mehr dick. Trotzdem, die Schuhe wurden immer größer, die Ringe passten nicht mehr. Auch die Lippen wurden dicker, wulstiger, die Nase wurde breiter. Wenn man sich alte Bilder ansieht, ist da eine totale Veränderung.

Ich habe einmal nachgekuckt. Von den Bildern her ist die Akromegalie bestimmt sieben Jahre unerkannt geblieben.

Ich habe also zwei Jahre mit diesem Gerät geschlafen. Dann ging es mir wirklich erheblich besser, aber es hat mich dann doch wieder eingeholt.

Da hat mich dann die Schlaflaborärztin richtig gezielt gefragt: Hören Sie mal, haben Sie eigentlich größere Füße gekriegt und größere Hände. Da habe ich gemerkt, also da ist jemand, der da was versteht. Und da habe ich dann richtig alles losgelassen, was ich dann so hatte, auch so von der Psyche her, da verändert man sich ja auch. Ich hatte das heulende Elend, ich hatte schon gedacht, ich bin in den Wechseljahren und ich bin darauf behandelt worden. Aber da bin ich heute noch nicht drin mit 49. Mein Mann und ich sind dann erst einmal in den Urlaub gefahren und als wir wiederkamen, da lag dann der Befund vor.

Im Juli ist es festgestellt worden und im Oktober bin ich operiert worden und im August habe ich angefangen zu spritzen.

Von den ersten Anzeichen bis zur Diagnose Akromegalie wie viel Jahre waren das?

Fünf bis sieben Jahre. Der Einzige, der darauf angesprungen ist, das war dann mein Gynäkologe, der dann sagte: »Ja, ich sehe es jetzt, aber ich hätte es schon vorher sehen müssen, denn ich habe schon zwei Fälle in meiner Praxis gehabt. Da habe ich es selber festgestellt.«

8.4.11
Von den ganzen zwei Jahren waren das drei Zeilen, die er in meiner Karteikarte aufgeführt hatte!

Interview mit A. H.

Ja, die ersten Anzeichen, das war ganz eindeutig, dass mir die Ringe nicht mehr passten. Dass ich sehr häufig geschwollene Gelenke hatte. Ich habe das auf übermäßigen Salzkonsum zurückgeführt oder das Essen oder Alkoholgenuss, denn auf so was spreche ich relativ leicht an. Ich habe es aber dann auch bei den Schuhen gemerkt, dass meine Füße einfach breiter wurden. Aber da sieht man natürlich auch familiäre Zusammenhänge. Meine Mutter hat Rheuma seit meiner Geburt. Das ist ja nun auch eine Gelenkerkrankung. Wir haben alle einen relativ breiten Fuß und so weiter. Da habe ich mir gesagt: Ja gut, wirst auch nicht jünger …

Wenn ich aus einem anderen Grund beim Hausarzt war, habe ich ihm das mit den Gelenken und mit den Fingern aber auch gesagt und gefragt, woran das liegen könnte.

Die Ärzte haben nichts gesagt. Ich bin auf Rheuma untersucht worden, als ich das erzählt habe, weil meine Mutter das auch schon hat. Ansonsten kam von den Ärzten nichts weiter. Ich war wegen meiner Füße auch beim Orthopäden.

Was ich jetzt nachträglich zuordnen würde, sind diese geschwollenen Gelenke, das Aufgedunsensein insgesamt und das verquollene Aussehen … Und dass meine Nase irgendwie größer geworden ist, ich meine, das ist sie, aber die war schon immer überdurchschnittlich groß mit dem Höcker und auch etwas fleischiger hier seitlich. Die Anlage war schon da. Das fiel nicht so auf.

Ich hatte die Antibabypille abgesetzt, weil ich einfach nicht mehr täglich die Hormone in mich hineinfuttern wollte. Und ich lebte in einer festen Beziehung, von daher haben wir gesagt: Okay, wir können auch anders verhüten. Und danach hatte ich dann über einen Zeitraum von ungefähr zwei Jahren keine Regelblutung. Solange ich das Zeug genommen habe, hatte ich regelmäßig meine Periode. Und ich war dann auch schon nach kurzer Zeit – die Periode blieb zweimal aus – beim Frauenarzt. Der hat mich dann mit irgendwelchen tierischen Hormonen behandelt.

Er könnte mir auch sagen, was da wäre, da würde ein Hormon von der Hypophyse nicht ausreichend produziert. Aber das wäre nicht weiter schlimm, das hätte keine Auswirkungen. Wenn ich wollte, könnte er mich ins Universitätsklinikum überweisen. Aber da man da eh nichts dran machen könnte, könnte man es auch lassen. Das hat der gute Mensch wirklich zu mir gesagt.

Ich sage: Ja gut, ich meine, ich habe Besseres zu tun als mich ins Klinikum zu setzen. Wenn der gute Mann, der ist ja schließlich studiert, meint, es bringt nichts. Und von daher habe ich das auch so erst mal über anderthalb bis zwei Jahre dabei belassen.

Aber dann, als ich etwas mehr Luft hatte, habe ich gesagt: So, und jetzt möchtest du es doch mal wissen, jetzt willst du es wenigstens abgeklärt haben. Dann habe ich ihn halt gebeten, mir eine Überweisung auszustellen.

Knapp zwei Jahre war ich deswegen regelmäßig bei ihm gewesen. Da hat er das mal ausprobiert und das mal ausprobiert und in der Zeit habe ich mich weiter verändert. Ich möchte behaupten, da habe ich mich auch äußerlich ziemlich verändert. Also ich hatte das Gefühl, mit mir ist irgendwas nicht in Ordnung. Nur keiner konnte mir so recht sagen, was es ist.

Mein guter Arzt war wirklich sehr erstaunt, als ich ihn nach der Überweisung fragte, und dann bin ich dahin, die haben mich durchgecheckt.

Zunächst wurde ich bei den Gynäkologen untersucht, weil ich ja wegen meiner ausbleibenden Regelblutung vorstellig wurde. Der niedergelassene Gynäkologe hatte keinen Hormonstatus von mir genommen. Die haben das dann aber sehr gründlich gemacht und haben ein immens hohes Wachstumshormon gefunden.

In der Zeit, in der Sie die beschriebenen Symptome hatten, haben Sie sich da krank gefühlt?

Richtig krank nicht. Also unter richtig krank verstehe ich eigentlich einen dauerhaften Zustand des Unwohlseins. Nein, das war eigentlich mehr ein Auf und Ab. Es gab Phasen, wo das mit dem Angeschwollensein, dieses Gefühl, aufgedunsen zu sein, schlapp zu sein, müde zu sein, besonders stark war und ich das Gefühl hatte, ich bekomme nichts mehr auf die Reihe. Ich hatte extreme Stimmungsschwankungen in dieser Zeit.

Aber soweit ich mich entsinnen kann, hatte ich das mehr oder weniger schon immer. Wenn ich mich in meiner Haut nicht recht wohl fühle, dann kommt das auch nach außen. Und insofern habe ich auch schon eine lange Zeit nachgesagt bekommen, dass ich launisch sei.

Was mich halt wirklich sehr geärgert hat, das ist dieses meiner Meinung nach wirklich nachlässige Verhalten meines ehemaligen Gynäkologen. Ich bin dann auch zu ihm gegangen, nachdem ich das vom Klinikum erfahren hatte, und habe mir die Patientenunterlagen in Kopie aushändigen lassen. Und ihm auch erzählt, warum ich das denn haben möchte. Denn ich wollte gucken, ob er da irgendeinen Hinweis auf meine Erkrankung reingeschrieben hat. Aber da stand überhaupt nichts weiter drin. Von den ganzen zwei Jahren waren das drei Zeilen, die er in meiner Karteikarte aufgeführt hatte.

8.4.12
Leider war es weder der Hausarzt noch der Facharzt, sondern meine Frau, die darauf bestand, wenigstens von meinem Kopf ein Computertomogramm machen zu lassen

Schriftliches Interview mit W. S.

Wie geht es Ihnen im Augenblick? Wie fühlen Sie sich?

Verhältnismäßig gut.

Wenn Sie jetzt in Ihrer Erinnerung zurückgehen, zu der Zeit als Sie die ersten Zeichen einer möglichen Erkrankung wahrgenommen haben: Woran erinnern Sie sich spontan?

An immer wiederkehrenden Kopfschmerzen. Ich habe mir diese Beschwerden durch beruflichen Stress erklärt. Habe mich aber nicht krank gefühlt und bin auch nicht zum Arzt gegangen. Es ist dann mindestens ein Jahr vergangen. Ich konnte mir zuerst nicht vorstellen, dass da eine ernste Erkrankung dahinter steckt. Mein Hausarzt schickte mich trotzdem zum Röntgen des Kopfes, es wurde nichts festgestellt.

Ich hätte einen klassischen »Clusterkopfschmerz«, stellte der Neurologe fest und verschrieb entsprechende Tabletten. Es wurde ein EEG gemacht – kein Befund. Anschließend Überweisung zum Augenarzt, auch hier konnte nichts festgestellt werden, obwohl mir das Wasser aus den Augen lief.

Bei den ganzen Untersuchungen hatte ich den Eindruck, die Ärzte halten mich für einen Simulanten, obwohl ich mich nie habe krankschreiben lassen.

Zwischen dem ersten Arztbesuch und dem ersten Verdacht auf eine Hypophysenerkrankung ist ca. ein Jahr vergangen.

Leider war es weder Hausarzt noch Facharzt, sondern meine Frau, die darauf bestand, wenigstens von meinem Kopf ein Computertomogramm zu machen. Zu dieser Zeit war ich kaum noch fähig, im Beruf tätig zu sein. Mir war inzwischen so ziemlich alles egal. Ich konnte nicht mehr richtig sehen, ganz abgesehen von den Kopfschmerzen.

Nachdem das CT gemacht wurde, zeigte sich ein Tumor an der Hypophyse. Um ein genaueres Bild zu bekommen, wurde ein Kernspintogramm gemacht.

Einen Endokrinologen habe ich erst nach der Operation, einer Notoperation 1993, aufgesucht.

Durch die Operation des Kraniopharyngenoms kam es bei mir ca. 10–14 Tage später zu Problemen mit meinem Wasserhaushalt. Mein Durst stieg ins Unermessliche und genauso wie ich getrunken hatte, verlor ich es wieder. Der Arzt verordnete mir das Medikament »Minirin«. Von der Zeit an war ich in der Lage, meinen Wasserhaushalt selbst zu steuern.

Wie viel Zeit ist insgesamt vom Auftreten der ersten Zeichen bis zur Diagnose der Akromegalie in Ihrem Fall vergangen?

Mindestens 2 Jahre. In der Zwischenzeit ist der Tumor so groß geworden, dass er durch die Nase nicht mehr entfernt werden konnte, sondern der Kopf geöffnet werden musste. Dadurch erlitt ich einen totalen Geruchs- und Geschmacksverlust.

8.4.13
Da ist meiner Friseuse aufgefallen, dass sie mir fast nicht mehr die Haare schneiden konnte, die waren wie eine Drahtbürste so hart

Interview mit T.S.
Ich bin von Beruf Kälteanlagenbauer, das heißt ich bin viel auf Baustellen unterwegs und ich habe aufgrund meiner Krankheit bei dem Arbeitgeber, bei dem ich damals angestellt war, meinen Arbeitsplatz verloren, weil der wohl die Gefahr gesehen hat, dass ich nicht mehr so belastbar bin. Dann habe ich aber eine neue Arbeitsstelle gefunden und hatte zwei Arbeitsunfälle, bin von der Leiter gefallen. Mir ist oft übel gewesen, ich habe Kopfschmerzen gehabt und so weiter. Ich habe also mit der Zeit feststellen müssen, dass ich mich eigentlich immer mehr selber gefährdet habe dadurch. Ich habe dann einen Antrag auf berufliche Rehabilitation gestellt, der Antrag läuft im Moment. Ich war jetzt 14 Tage bei einer Berufsfindungsmaßnahme, wo festgestellt werden soll, was für mich aufgrund meiner geistigen und körperlichen Fähigkeiten überhaupt in Frage kommt. Ja, und bewerbe mich jetzt um einen Schulplatz auf der Technikerschule für Elektrotechnik.

Man ist zwar von der Akromegalie selber geheilt, das heißt von den Wachstumshormonen her bin ich saniert, aber zum Ersten muss man dazu sehen, sind meine Wachstumshormonwerte jetzt eigentlich zu niedrig und mein ganzer Stoffwechsel ist verlangsamt. Ich habe sehr hohe Blutfettwerte, muss mit dem Zuckerspiegel aufpassen. Und zum Zweiten kommt noch hinzu, dass ich voll substituiert werde, das heißt: Schilddrüse, Nebennieren und so weiter. Ich bin zum einen beim Hausarzt in Behandlung und zum anderen auch im Krankenhaus. Mit dem Hausarzt selber – muss ich sagen –

war das eine diffizile Sache. Ich habe in der letzten Zeit mehrere Male den Hausarzt gewechselt, weil ich festgestellt habe, dass es Ärzte gibt, die sich mit meiner Krankheit entweder nicht auseinandersetzen wollen oder nicht auseinandersetzen können. Man muss halt Vertrauen zu einem Arzt haben. Und wenn ich merke, dass es nicht da ist und der auch nicht die Motivation hat, sich mit mir zu befassen, dann muss man einfach sagen: Okay, suche ich mir einen anderen.

Wann sind bei Ihnen die ersten Symptome aufgetreten?

Ich bin damals nach der Operation im Krankenhaus darauf angesprochen worden, ob ich mal ein paar alte Fotos mitbringen könnte. Anhand der Fotos konnte man erkennen, dass ich mich mit ungefähr 25 Jahren, also ungefähr sechs Jahre vor der Operation, verändert habe.

Ich habe früher so um die 50 kg gewogen. Bei einer Größe von 1,72/1,73. Das ging dann ziemlich sprunghaft nach oben. Irgendwann ist mir dann auch aufgefallen, dass meine Hände immer dicker wurden. Die letzten zwei Jahre vor der Operation habe ich dann ziemlich viel geschwitzt. Ich habe nachts meine ganzen Klamotten, Bettzeug, alles durchgeschwitzt. Ich konnte keine Armbanduhr mehr anziehen. Ich habe mir immer auf die Zunge gebissen. Meine Haare sind total hart geworden. Da ist meiner Friseuse aufgefallen, dass sie mir fast nicht mehr die Haare schneiden konnte, die waren wie eine Drahtbürste so hart.

Meine Füße sind breiter geworden, also in Schuhen zu laufen, da habe ich immer mehr Schwierigkeiten bekommen.

Tagsüber war ich eigentlich fit, aber ich habe unheimlich viel geschlafen. Das wurde mit der Zeit immer schlimmer. Ich bin dann abends nach Hause gekommen und bin dann teilweise nach dem Abendessen schon eingeschlafen, habe bis zum nächsten Morgen durchgeschlafen. Die Schlafintervalle wurden immer länger.

Und dann, ungefähr ein halbes Jahr vor der Operation, da habe ich so einen leichten Schleier an den Augen bemerkt. Ich hatte mal einen Arbeitsunfall am Auge und habe jahrelang mit Salben rumexperimentiert. Zuerst habe ich gedacht, das käme davon, bis ich dann bemerkt habe, dass es auf beiden Augen ist, was ja dann doch nicht damit zusammenhängen konnte. Dann ist mir im Straßenverkehr aufgefallen, dass ich auf einmal ein Stück von der Straße nicht mehr gesehen habe. Da waren so mehrere Kurvenwindungen und irgendwann hat mir ein Teil gefehlt. Ich bin damals mit dem Motorrad gefahren.

Das war aber eine einmalige Sache. Da habe ich mir auch noch nicht so viel bei gedacht. Und dann wurde es schlimmer, das heißt, wenn ich durch die Stadt ging, wenn mich jemand von hinten überholt hat, normalerweise sieht man ja, wenn einer neben einem vorbeigeht, dann habe ich irgendwann gemerkt, dass ich denjenigen erst sehe, wenn er praktisch schon vor mir ist.

Und dann wurde es immer schlimmer mit dem Lesen, so im Heft oder beim Autofahren die Straßenschilder, das Kennzeichen vor einem, Fernsehen gucken … Das war aber schon relativ kurz vor der OP.

Mit der Gewichtszunahme hat mein Hausarzt nichts gefunden. Der hat mich auf Schilddrüse untersucht, weil ich auch konditionsmäßig so abgebaut habe. Aber eine Ursache ließ sich da leider nie finden. Dann die Galle und so weiter. Da hat er dann mal alles so nachgeguckt. Dann wurde ein Magengeschwür festgestellt. Zwei Jahre später oder ein Jahr später bestand wieder Verdacht auf ein Magengeschwür. Dann hatte ich aber gar keins. Dann hat man vom Darm ein Kernspin gemacht und auch nichts gefunden. Es konnte sich eigentlich keiner erklären, warum das immer schlimmer wurde.

Ich habe damals zu der Zeit viel gearbeitet und mich beruflich auch noch weitergebildet. Ich hatte ziemlich viel um die Ohren. Man hat das aus ärztlicher Sicht so gehandhabt, dass man gesagt hat: Sie haben viel Stress. Das hat man darauf geschoben.

Dass ich immer kräftiger wurde an den Armen, der Brust, den Händen und so weiter, das hat man darauf zurückgeführt, dass ich körperlich viel arbeite und mich muskulär dann entsprechend weiterentwickelt habe.

Letztendlich drauf gekommen ist mein Hausarzt. Der hat erst mal die Augen untersucht. Er hatte wohl festgestellt, dass ich auf dem rechten Auge sehr schlecht sehe. Und zwar hatte er zuerst gemeint, ich hätte hinter der Netzhaut irgendwelche Wasserablagerungen, er hat mir erzählt, das hätte man damals im 2. Weltkrieg rausgefunden, da hätten das ziemlich viele Soldaten gehabt, die psychisch oder physisch unter Stress stehen. Der hat das auch auf Stress bezogen. Und hat mir irgendwelche Tabletten aufgeschrieben. Die sollten die Durchblutung der Netzhaut fördern, damit diese Wasserablagerungen rausgeschwemmt werden. Die Tabletten habe ich dann genommen, habe aber gesehen, dass es immer schlimmer wurde. Beim Fernsehen und so weiter wurde es immer krasser. Dann bin ich nach einer Woche noch mal hingegangen. Er hat mir dann noch mal in die Augen geguckt und ist auf die Idee gekommen, mein Gesichtsfeld zu untersuchen. Bei dieser Gesichtsfelduntersuchung muss er dann wohl drauf gekommen sein, hat es mir aber nicht gesagt. Das heißt, die haben sich das nachher angeguckt und dann wurde es sehr still in dem Raum. Mir hat aber keiner was gesagt.

Er hat mir dann eine Überweisung geschrieben ins Johanniter-Krankenhaus, die haben eine Augenabteilung. Seine Diagnose hat er auch draufgeschrieben, aber damit konnte ich natürlich nichts anfangen. Die haben mich dann weiter untersucht und haben mir erzählt, dass da irgendwas aufs Chiasma drückt, also da wäre so eine Sehnervenkreuzung, da würde irgendwas draufdrücken. Was das ist, hat man mir immer noch nicht gesagt. Dann hat man mich sieben, acht Stunden untersucht. Und nachher kam ich in so einen Raum rein, da saßen dann sechs Ärzte vor mir, alle mit so einem Gesicht, und die haben dann gesagt, ich hätte einen Gehirntumor.

Das ist gut und schön, habe ich dann gesagt, ich komme in 14 Tagen noch mal wieder. Ich muss jetzt erst mal arbeiten fahren, ich bin sowieso schon ziemlich lange weg geblieben und so lange wollte ich eigentlich gar nicht frei haben. Daraufhin hat man mir gesagt: Sie fahren jetzt nirgendwo hin. Jetzt kommt gleich eine Krankenschwester, die zeigt Ihnen Ihr Zimmer. Und damit war das eigentlich alles ziemlich rigoros erledigt.

Ich habe sofort versucht zu verdrängen, dass das irgendwie was Schlimmes sein könnte oder dass ich dabei sterben könnte oder ob man mir überhaupt helfen kann, falls es überhaupt möglich ist, da oben im Gehirn herumzuoperieren.

Ich wusste ja eigentlich gar nichts über die Sache. Ich wusste nicht, wie groß ist das Ding, wo sitzt das Ding überhaupt, kommt man da überhaupt dran und so weiter. Das hat man mir ja alles gar nicht gesagt.

Am letzten Tag konnte ich mit dem Professor selber reden. Der hat mich gefragt, ob ich zugenommen hätte, ob die Füße größer geworden wären und so weiter. Er hat mir dann gesagt, dass ich einen Tumor habe, der an der Sehnervenkreuzung sitzt. Über das Endokrinologische an sich wurde mir nichts erzählt. Man hat mir gesagt, dass man mir in diesem Krankenhaus nicht helfen kann und dass man mich in die Uniklinik überweisen würde.

Ja, und dann kam ich in die Uniklinik, erst mal in die Ambulanz. Von dort wurde ich in die Endokrinologie überwiesen und man hat mir alles erklärt, wobei ich sagen muss, dass ich mich an die Aufklärung heute gar nicht mehr so erinnern kann. Das hängt natürlich damit zusammen, dass auf einen in dem Moment so viel zukommt, dass es schlichtweg zu viel ist. Woran ich mich noch erinnern kann, war die Frage nach der Milchsekretion in der Brust. Da habe ich mir überlegt: Wo bist du hier gelandet? Also ich konnte das irgendwie überhaupt nicht packen, was da jetzt mit mir los ist. Wenn man so eine Frage gestellt bekommt und hat vorher noch nie mit diesen Sachen zu tun gehabt, also da kommt man sich schon sehr seltsam vor.

Dann wurde mit mir die Operation besprochen. Man hat mir erklärt, dass es mehrere Wege gibt, das zu behandeln. Bei mir war das Adenom sehr groß und man wollte probieren, das Ding erst mal einzuschrumpfen. Man hat mir dazu gesagt, dass man normalerweise durch die Nase operiert. Dass aber Adenome, die man durch die Nase operiert, normalerweise kleiner sind. Aber man wollte es trotzdem durch die Nase entfernen. Morgens um halb 8 kam ich runter, und ich glaube, 6 Stunden war ich unterwegs. Man hatte mich vorher auch über die Risiken aufgeklärt, was alles passieren kann. Also dass man mir die Sehnerven durchtrennt oder dass es mit dem Sehen nicht besser wird oder dass ich Meningitis kriegen würde oder sonst irgendwie nachher geistig blöd bin oder sonst was. Das Erste, als ich nach der Operation wach wurde, war, dass ich versucht habe, mich irgendwie gedanklich zusammenzufassen und irgendwas zu sagen. Nur um den anderen irgendwie mitzuteilen oder mir auch selber zu überlegen, ob ich nun blöd geworden bin oder nicht. Für mich selber konnte ich aber ausmachen, dass ich das wohl Gott sei Dank nicht geworden bin. Sehen konnte ich auch. Mir war also nicht schwarz vor Augen. Allerdings konnte ich qualitativ nicht gut sehen, nicht besser als vorher. Ich hatte also immer noch die gleichen Sehstörungen. Das mit dem Sehen wurde ziemlich schlagartig, aber erst 14 Tage nach der Operation wieder besser.

Ihr Tumor konnte durch die Operation vollständig entfernt werden?

Ja, der konnte vollständig entfernt werden. Man konnte weder auf den Bildern was sehen noch konnte man in der Endokrinologie durch den Test irgendwie etwas nachweisen. Das Einzige war, dass ich dann voll substituiert werden musste bis auf das Wachstumshormon. Ich habe dann auch einen Diabetes insipidus dazubekommen. Ich wusste weder, dass ich so was bekommen könnte, noch wusste ich, was das überhaupt ist. Es ist schon schwierig, so mit den verschiedenen Dingen umzugehen. Man lebt halt nach der Uhr, weil man seine Medikamente nehmen muss.

8.4.14
Das ist so selten, dass man es eigentlich ausschließen kann …

Interview mit M. E.
Die ersten Symptome waren schon sehr früh bei mir. Das ging schon mit 21, 22 los. Da habe ich so Brustdrüsenschwellungen gekriegt. Da muss der Tumor schon irgendwie die Hypophysenfunktion verändert haben. Intervallmäßig sind die Testosteronwerte runtergegangen und das Wachstumshormon hoch. Das führte wohl in der Kombination zur Brustdrüsenschwellung.

Das habe ich dann leider nicht weiter verfolgt, weil die Schwellung wieder abklang. Ich habe gedacht, dass es o.k. ist. Man will es ja auch nicht so richtig wissen. Zu dem Zeitpunkt hatte ich auch ein ziemlich starkes Ziehen hinter dem linken Auge. Da habe ich mir schon gedacht, oh je, da ist irgendwas. Aber da wollte ich es auch nicht so genau wissen. Also der Gedanke an einen Tumor war schon da, aber ich habe das sofort weggeschoben …

Ja, und dann kam so ein starkes Schwitzen, das Schwitzen wurde immer stärker und ich war müde, schlapp. Ich habe fast den ganzen Tag geschlafen. Das war so die extremste Zeit, bevor ich irgendwas wusste. Ich wurde zuerst auf Schilddrüse untersucht.

Irgendwann kamen meine Eltern zu Besuch und meine Mutter merkte, dass ich mich irgendwie verändert hatte. Die Hände waren sehr groß geworden. Sie hatte damals schon etwas über Akromegalie gelesen und hat mir dann den Anstoß gegeben, doch noch einmal nachzufragen …

Aber der Hausarzt hat erst einmal nur auf Schilddrüse untersucht, aber ich habe ihn damals danach gefragt. Ich hatte irgendwie die Idee, dass das vielleicht eine Hierarchieebene höher sein könnte, also in der Hypophyse. Aber er hat dann gesagt, es ist so selten, dass man es eigentlich ausschließen kann. Aber als es schlimmer wurde, hat er gesagt, okay, testen wir dann doch einmal den Waschtumshormonwert und der war dann signifikant erhöht bei 220 ...

Dann war es klar. Dann kam ein CT und dann anschließend noch ein Kernspin und da war es dann ganz gut zu erkennen.

Das war 1994 – aber bis dahin hat es immerhin sechs bis sieben Jahre gedauert.

Allerdings bin ich schon 1992 bei einem Arzt gewesen, der hatte mich schon zu einem Endokrinologen überwiesen. Da war ich so ein bisschen selber Schuld. Ich bin damals nach Berlin gefahren und habe den Arzttermin dann sausen lassen, weil ich irgendwie länger geblieben bin als erwartet und es von den Symptomen her auch wieder okay war.

Es ist komisch, ich hatte dieses Ziehen hinter dem Auge, und der Gedanke, es könnte ein Gehirntumor sein, das war furchtbar.

Aber in dem Moment, als die Diagnose gestellt wurde und die Bilder dann vorlagen, da war ich total nüchtern. Es war so, als ob ich mit dem Arzt über einen Dritten sprechen würde – nicht über mich. Es gibt auch Leute, die da anders reagieren. Ich war ganz erstaunt, wie ernüchtert ich da stand.

Sachverzeichnis